Oral Probiotics Therapy

오랄 프로바이오틱스 테라피

즉시 실천 가능한 미생물요법

편 집 (50음순)

코지마 쓰네노부 다나카 마키 쓰지무라 스구로 요시노 준코 요시노 토시아키

(편집책임 요시노 토시아키)

집 필 (50음순)

아베 유이치 이노우에 쿠미 쿠도 타케히로 코지마 쓰네노부
사카이 요시에 다나카 마키 쓰지무라 스구로 하세가와 타카시
히노 켄이치로 히라타 노조미 마쓰다 노조미 야마와키 사야카
요시노 준코 요시노 토시아키 요도에 코타로

감 수

김 강 주

역 자

허 정 욱

dh 대한나래출판사

DaehanNarae Publishing, Inc.

#1507 SK V1 Tower
Younmujang 5 gagil 25, Sungdong-gu,
Seoul 04782, Korea
TEL: +82-2-922-7080
FAX: +82-2-922-0841
E-mail: nrpub@naver.com
Website: www.dhpub.com

Oral Probiotics Therapy—Imasugu Jissen Dekiru Biseibutsu Ryoho

Printed in Korea

오랄 프로바이오틱스 테라피—즉시 실천 가능한 미생물요법
Oral Probiotics Therapy

발행일 2019년 6월 5일
저자 코지마 쓰네노부 외
역자 허정욱
발행인 최용원
편집디자인 김지현
표지디자인 김지현
교정·교열 황자애
발행처 **대한나래출판사** (등록 제2012-000051호/1994.6.10)
주소 서울시 성동구 연무장 5가길 25, SK V1 Tower 1507호 (성수동 2가 315-61)
전화 (02) 922-7080
팩스 (02) 922-0841
이메일 nrpub@naver.com
홈페이지 www.dhpub.com

ISBN 978-89-5741-616-7

정가 50,000원

저자 명단(집필순)

요시노 토시아키	요코하마시	(사)포괄치료정책연구회 이사장/요코하마시: (의)성경회(誠敬會) 회장·성경회 클리닉 치과(치학박사)
다나카 마키	요코하마시	(의)성경회 이사장 성경회 클리닉 치과
쓰지무라 스구로	이세하라시	(의)쓰지무라 치과의원 이사장
코지마 쓰네노부	요코하마시	(의)성경회 성경회 클리닉 내과(의학박사)
요도에 코타로	히로시마시	바이오가이아재팬(주) 학술담당 수석 부사장
요시노 준코	요코하마시	(의)성경회 부이사장 성경회 클리닉 치과
마쓰다 노조미	요코하마시	(의)성경회 성경회 클리닉 내과(간호사)
아베 유이치	삿포로시	(의)하트풀회 이사장 스마일 치과
히노 켄이치로	고치시	아폴로니아 치과 클리닉
쿠도 타케히로	아오모리시	(의)미도리 덴탈 클리닉
이노우에 쿠미	이세하라시	(의)쓰지무라 치과의원(치과위생사)
히라타 노조미	이세하라시	(의)쓰지무라 치과의원(치과위생사)
야마와키 사야카	도요다시	(의)숭앵회(崇桜会) 와카바야시 치과(치과위생사)
하세가와 타카시	니시미야시	하세가와 치과의원
사카이 요시에	이사하야시	(의)혜회(惠會) 파크사이드 덴탈 클리닉(치과위생사)

※ (의): 의료법인사단, (사): 일반사단법인

서 문

21세기에 들어와서 벌써 15년이 흘렀다. 1992년의 버블 붕괴 후의 잃어버린 10년 혹은 20년이라고 일컬어지는 기간이 의료계도 함께 잃어버린 20년이었다고 생각된다. 치과계에서는 경제 붕괴 후에 뒤이어 찾아온 임플란트 버블에 의해서 그 지식과 기술의 습득에 매진하여 '서양을 따라잡고 추월하자'라는 슬로건으로 눈앞에 놓인 '질환을 치료하는 일'에 집중하여 급속하게 복잡화되어 어려운 술식을 개발하는 일에 열중하였다. 그 후 버블 붕괴와 함께 치과계도 임플란트 픽스처의 출하 격감이 시작되어 혼란스러운 시대가 시작되었고, 이제 와서 생각해보면 환자가 정말로 복잡한 치료를 원했는지는 정말로 의문이다. 더 중요한 무언가를 잃어버린 20년이었는지도 모르겠다.

의료계에서도 같은 일이 당뇨병, 우울증, 순환기계질환 및 암 등의 치료에서 일어나고 있다. 눈앞에 있는 질환을 고치기 위해 질병 상태의 진단을 정밀하게 분류·복잡화시켜 이에 따른 가이드라인을 작성하고, 투약 혹은 수술을 시행하고, 그래도 고쳐지지 않는다면 iPS세포 등을 이용한 재생치료와 daVinci라는 치료로봇, 중입자선치료를 도입하는 등 복잡하고 어려운 술식이 계속해서 개발되고 있다.

'병에 걸리면 의사가 진단하여 고친다'인가 아니면 '병에 걸리지 않도록 먼저 의사가 진단하여 지도한다'인가? 전자는 환자에게 편하다. 자신은 아무것도 하지 않아도 주어진 약을 복용하고 수술을 받으면 그걸로 좋은 것이다. 그러나 의사는 죽기 직전 상태의 환자도 치료해야 하는 의무에 내몰리게 된다. 이에 반해 후자의 경우는 환자의 '가치관'과 '생활방식' 자체를 바꿔야만 한다. 그만큼 의사가 행할 치료는 매우 간단한 것으로 끝나고 환자는 질환에 걸리게 된 과거를 비판받는다. 즉, 진정한 원인제거요법이란 환자가 질환에 이르기까지의 생활방식 혹은 수세대 전까지의 생활방식이나 지역과 나라의 문화까지도 바꾸지 않으면 안 되어 매우 곤란할 수 있다.

그러한 가운데 본 한줄기 햇살이 '프로바이오틱스'이다. 개념 자체는 오래된 것이지만 그 개념은 우리 인류의 지혜로 섭취해온 '발효식품'과 다르지 않다. 그리고 더욱 적극적으로 장내세균을 바꾸어 여러 가지 질환의 개선이 인정되는 것을 응용한 치료가 '프로바이오틱스 테라피'이다.

장내 미생물총은 출산 시에 산모의 항문 주변이나 장내의 세균이 신생아의 구강이나 비강 등을 경유하여 전파되어 정착하는 것으로서 오래 전부터 알려져 있다. 장내 미생물총뿐 아니라 파일로리균(*Helicobactor pylori*)이나 치아우식 및 치주질환의 원인이 되는 미생물총도 가족성으로 후천적으로 전파·감염되어 우리가 경구 섭취하는 식물을 먹이로 하여 증식·변화하고 있다.

장내 미생물총이 가족·가계나 사회의 식생활의 영향에 의해 변화하여 여러 가지 질환을 일으키고 있다. 즉, 진정한 원인 제거법인 '환자의 가치관 축적을 변화시킨다'라는 가장 어려운 치료를 환자의 식욕이나 성욕의 변화 등을 일으키는 장내 미생물총을 바꿈으로써 비교적 용이하게 진행할 수 있는 점이 프로바이오틱스 테라피의 가장 획기적인 점이다.

이 책은 세균의 동정검사가 가장 용이한 구강을 중심으로 하여 프로바이오틱스 테라피에 대하여 생각하고 임상에 도입하기 위한 가이드북이다. 종래의 제균·살균이라는 공격적이고 부작용이 많은 치료에서 원래 가져야 할 정상적인 장내 미생물총으로 되돌리는 것으로, 구강에서 시작되는 전신의 건강을 얻는 치료로 전환하는 '진정한 21세기의 치료'에 일조하는 것을 목표로 한다.

편집책임자 **요시노 토시아키**

추천사

지난 수십 년간 평범하게 여겨왔던 감염이 오늘날 환자의 사망 원인으로 이어지는 경우가 빈번하게 발생하고 있다. 유럽에서만 매년 25,000명이 항생제 내성에 의한 감염으로 사망한다는 통계는 항생제 내성에 대한 경각심을 다시 한 번 일깨워 주고 있다. 한편 새로운 항생제의 개발은 거의 이루어지지 않거나 그 개발 속도가 더디기만 하다.

WHO에 의하면 항생제 내성은 이제껏 현대의학이 이룩해 놓은 모든 성과를 무너뜨릴 정도로 의료계에 심각한 위협을 가하고 있으며 더 이상 무분별한 항생제 남용을 줄여야 한다고 경고하고 있다. 결과적으로 항생제 대체품에 대한 요구가 의료계 전체에서 늘어나고 있으며 이 점은 치과계에서도 예외가 아니다.

구강보건 선진국인 스웨덴에서는 예방 진료가 아주 보편화되어 있어 정기적인 검진, 가정에서 자가 관리 등을 통하여 구강질환 예방이 치과진료의 최우선 목표라고 한다. 하지만 한국의 경우는 어떠한가? 구강질환이 심화되어 자각 증상으로 나타나야 비로소 깎고 때우고 뽑고 심는다. 즉 이미 발현된 증상의 치료에만 급급할 뿐 그 증상을 나타나게 했던 원인에 대한 예방 처치는 거의 이루어지지 않고 있다. 인류 대부분에 나타나는 충치와 잇몸병도 세균감염으로 발생한다.

항생제 남용은 우리 몸에 상주하여야 할 유익균까지 없애버려 구강뿐 아니라 신체의 밸런스를 무너뜨린다. 유익균과 유해균, 중간균이 밸런스를 유지하고 있을 때 우리는 이것을 symbiosis라고 하며 구강뿐 아니라 전신의 면역력을 높이고 건강을 유지하는 첫 걸음이라 할 수 있다. 술자가 복잡한 전통적 술식으로 환자에게 고통스러운 진료를 강요하지 않을 수 있고, 환자 입장에서도 간편한 방법인 프로바이오틱 요법은 수용할 가치가 충분히 있다고 생각한다.

프로바이오틱스의 권위자인 허정욱 박사의 주장과 같이 프로바이오틱스는 한국에 새로운 형태의 치과진료를 태동시킬 수 있는 훌륭한 열쇠가 될 수 있음에 전적으로 동의한다.

(현)대한구강보건협회 고문 **최 유 진**(의학박사)

추천사

인류가 수많은 전염병의 공포에서 해방된 것은 상·하수도 시설의 정비 및 위생 질서의 확립 때문이다. 특히 플레밍이 항생제를 발견하여 사용할 수 있게 된 20세기 중반 이래로 인류의 수명은 계속적으로 증가하게 되었다. 20세기 말의 인간 게놈프로젝트는 인류의 건강을 위협하는 고혈압, 당뇨와 같은 만성질환에서 해방시킬 수 있을 거라 여겨졌다. 하지만 유전자 해독 이후에도 왜 질환이 발생하고 어떻게 해야 완전하게 예방할 수 있을지는 현재도 미궁에 있다. 이러한 상황에서 휴먼 마이크로바이옴 프로젝트가 시작되었고, 인체 내에 사는 미생물들이 건강과 질병 발생에 어떠한 영향을 끼치는지 관심의 초점이 옮겨가게 되었다. 프로바이오틱스와 치주질환 치료와 관련하여서는 이미 수많은 임상실험 논문들이 나왔고 현재 메타분석 논문들까지 보고된 상태이다.

치의학은 아직까지는 치료 중심의 학문이고, 진단 및 예방 치과의 발달이 더욱 요구되고 있는 상황이다. 치과 병·의원의 급여비는 2017년 기준 2조 5455억 원으로 전년 대비 13.7% 상승하였으며, 인구 고령화 및 보장성 확대에 따라 그 상승 속도는 빠르게 증가할 것으로 예상된다. 따라서 소 잃고 외양간 고치기 식의 치료 중심적 접근 방법으로는 한계가 많다. 프로바이오틱스와 같은 예방치과적인 접근 방법은 이러한 문제를 해결하는 데 도움이 될 것이다.

이 책은 우리가 지금껏 등한시해온 미생물의 중요성에 대해 이야기한다. 즉 미생물은 우리 인생에서 가장 믿고 의지할 수 있는 동반자이며, 미생물 불균형은 우리에게 예상치 못한 큰 타격을 줄 수 있다는 사실이다. 이 미생물의 과학은 우리에게 한 가지 커다란 희망을 던져준다. 바로 우리가 쉽게 변화시킬 수 없는 인간 세포와는 달리 우리 몸속 미생물들은 우리의 노력으로 좀 더 나은 방향으로 변화시킬 수 있다는 사실이다. 그 시작은 평생의 동반자이자 인체의 숨은 지배자인 미생물을 제대로 알고 이해하는 것이다.

서울대학교 치의학대학원 예방치과학교실 교수 **조 현 재**

추천사

인간 미생물총에 대한 최근의 연구는 biofilm이 구강 건강뿐만 아니라 전신 건강에 직결된다는 증거를 보여주고 있다. 특히 구강 내 미생물총은 600종 이상, 13개의 문을 포함하며, 핵심 구성은 대부분의 인간에게 동일하게 관찰되고 있다. 그러나 개인별 미생물총의 정확한 구조는 유전, 나이, 식습관, 생활습관 및 행동에 영향을 받아 개별적인 고유성을 띤다. 균형 잡힌 다양한 biofilm은 건강과 연결되지만, 불안정한 biofilm은 미생물총의 다양성을 줄이고(dysbiosis) 질병을 발생시키는 시발점이 된다. 이러한 질병의 발병 원리는 전신뿐만 아니라 구강에서도 동일하다.

입속 및 장 속의 세균 생태계 균형을 맞춰야 한다. 나쁜 세균을 죽이는 대신, 좋은 세균을 더 많이 살리는 방법을 통해 세균 생태계의 균형을 회복시켜주는 것이 필요하다. 답은 건강한 감염이다. 현대인은 영양 밸런스가 깨지기 좋은 환경에 놓여있다. 황무지를 개간하듯, 세균 밸런스가 깨졌다면 다시 유익균을 보충해야 된다.

우리는 너무나 소독된 세상에서 살고 있다. 그러나 99.9% 살균을 목표로 하는 청결한 삶은 더 이상 답이 아니다. 우리가 세균을 지나치게 공격하면 세균들 역시 강력하게 반발한다. 이제는 인간의 정상적인 발육과 생리 활성 유지에 필수적인 역할을 하는 '좋은 세균'들과 친구가 되어 공생하는 방법을 배워야 할 때이다.

담양 동산치과 대표원장 **이 찬 일**

추천사

장내 미생물총과 신체 건강이 밀접한 관련성을 보여주는 흥미로운 연구결과들이 계속해서 밝혀지고 있다. 이러한 지식은 의료 전문가뿐만 아니라 일반 소비자들에게도 비교적 잘 알려져 있다. 잘 알려지지 않은 점은 구강이 소화기관의 일부이므로 장내 미생물에 대해 이야기할 때 구강이 포함되어야 한다는 것이다.

구강 내 미생물총의 불균형은 구강 이외의 영역에서도 질병을 초래할 수 있다. 예를 들면, 치아의 구강건강 상태가 좋지 않은 경우, 심혈관 질환의 위험성이 높아진다. 구강 내 병원성 미생물로 발생할 수 있는 전신질환의 결과이다.

프로바이오틱스는 자연적인 방법을 이용하여 항생제나 항균성 구강 세정제와 동일한 효과를 얻을 수 있다는 흥미로운 사실들이 밝혀지고 있다. 파괴된 자연은 자연의 힘으로만 회복이 가능하다. 프로바이오틱스는 자연의 힘으로 인간의 건강을 지켜낼 수 있는 인류의 오래된 친구이다.

콩세알튼튼예방치과치과의원 대표원장 **이 병 진**

추천사

프로바이오틱스와 병원성 미생물 사이의 싸움은 수백만 년 동안 인간의 몸과 다른 동물들의 몸 안에서 이어져 왔다. 이 기간 동안 프로바이오틱스 박테리아가 승리해왔다. 우리는 이것을 어떻게 알 수 있는가? 인간과 다른 동물들이 아직 살아 있기 때문이다!

사람이 항생제를 발명하기 훨씬 이전에도 그들은 병원성 미생물에 의해 멸종되지 않았다. 자연의 균형이, 감염의 위험을 완벽하게 제거할 필요까지는 없지만, 이런 위험을 줄이는 데 크게 도움을 준다. 또한 우리에게 자연의 방법을 긍정적인 방식으로 이용하여 감염을 막는 데 도움을 줄 수 있는 기회를 제공해준다.

오랄 프로바이오틱스는 우리가 값 비싼 치과치료와 잇몸 질환을 줄이도록 도와 준다. 또 우리가 여행 중이거나 새로운 환경에 있을 때는 우리를 감염으로부터 보호해 줄 수 있다. 지금은 우리의 면역체를 강화하고 질병을 예방하기 위해, 수천 년 동안 병원균과의 전쟁과 싸움에서 승리한, 진화론적으로 더 강력한 프로바이오틱스 박테리아를 사용할 때이다.

(전)가톨릭대학교 치과학교실 교수 **최 봄**

감수자 서문

구강 건강 증진의 시대를 맞이하여

고령화시대로의 변화에 따라, 양극화(1:99)(맞춤형 치과치료), 초고령사회(전신 감염을 일으키는 구강미생물), 치료 너머 건강 증진(프로바이오틱스 및 프리바이오틱스), 만성 통증에도 면역요법, 인공지능과 경쟁, 장기이식과 조직재생(임플란트 포함)에 직면하게 되었다.

질환 활성(disease activity)과 관련된 미생물 cluster의 치료 관점에서 질환 불활성 미생물 및 정상 상주균의 보강으로의 전환이 새로운 치료 패러다임으로 고려되고 있다.

질환 활성	질환 불활성
Cluster 7	Cluster 3
Tannerella forsythia (Bacteroides forsythus)	*Veillonella parvula*
Fusobacterium nucleatum	*Eikenella intermedia*
Wolinella recta	
Cluster 10	Cluster 8
Porphyromonas gingivalis	*Actinomyces* species
Prevotella intermedia	
Streptococcus intermedius	Cluster 2
	Streptococcus mitis
	Veillonella parvula
	Streptococcus oralis
	Streptococcus intermedius

더욱이 난치성 구강질환에서 항생제 내성 균주가 병인균이면, 프로바이오틱스나 프리바이오틱스의 접근이 강력히 권장된다.

이러한 시대의 변화에 부응하여 "오랄 프로바이오틱스 테라피"의 출간은 시의적절한 것으로 생각되고, "구강미생물학" 출간에 이은 치의학 분야의 이정표가 될 것으로 생각된다.

2019. 5. 22.

김 강 주(원광대학교 치과대학 교수, kjkimom@wku.ac.kr)

역자 서문

항생제가 나타나기 전, 인류는 감염으로 인해 수많은 목숨을 잃어야 했다. 하지만 플레밍이 1928년 우연히 발견한 '페니실린' 덕분에 모든 것이 바뀌게 되었다. 사형 선고나 다름없었던 전염병들이 며칠 만에 치료될 수 있는 질병이 되었다. 이후 우리는 기적적인 약품들의 황금기에 살아왔지만 이제 우리는 그 끝자락에 도달하고 있다. 오늘날 우리는 항생제 이후 시대의 문턱에 서 있는 것과 다름없다. 흑사병이 전 유럽을 흔든 것처럼 단순 감염이 다시 한 번 사람들을 죽일 수 있는 가능성이 매우 높아졌다. 그 이유는 바로 항생제의 내성 때문이다.

1943년에 발견된 페니실린은 1945년에 내성이 발생되었다. 반코마이신은 1972년에 발견, 그에 대한 내성은 1988년에 나타났다. 이미페넴은 1985년에, 그리고 그것에 대한 내성은 1998년에 생겼다. 신약 중 하나인 뎁토마이신은 2003년에 그리고 그에 대한 내성은 이듬해인 2004년에 생겼다. 70여년동안 우리는 일종의 뜀틀 게임을 하고 있었던 셈이다. 약과 그것에 대한 내성, 또 다른 약의 발견, 그리고 또 다시 그에 대한 내성의 생성, 그리고 이제 이 뜀틀과 같은 게임은 끝나가고 있다.

인간은 미생물 없이 단 1초도 살아갈 수 없는 존재다. 우리 몸은 약 100조 개의 세포와 함께 약 1,000조에 달하는 미생물 세포를 가지고 있기 때문이다. 그러니 우리는 싫든 좋든 미생물 세계 안에서 살아가야 한다. 극소수의 병원성 미생물의 해악이 너무 부각되어 인간에게 도움을 주는 대다수의 미생물도 함께 동급으로 취급하는 것은 옳지 않다. 몇몇 종류의 병원성 미생물 때문에 '균(菌)'자가 붙은 모든 미생물을 병원체로 오해하는 일은 없어야 한다.

그럼에도 불구하고, 치과의사를 업으로 하는 역자에게도 모든 세균은 박멸의 대상이었다. 역자 자신도 놀랄 정도로 정성을 들여 아주 깨끗이 세균을 제거하였다고 생각해도 처치를 받은 환자가 다음에 내원하였을 때 구강 내부는 처치 받기 전으로 되돌아간 상태가 대부분이었다. 사실 치과치료의 대부분은 까만 부분이 있으면 깎아 내고, 모자란 부분이 있으면 채워 넣고, 그마저도 할 수 없는 부분이 있으면 인공적으로 만들어 끼워 넣으면 되었다. 현재 치과에서 행하는 치료 행위의 대부분이라 생각한다. 깎고, 채우고, 만들어 끼우게 만든 원인을 찾고 그 원인을 제거하는 것이 치료의 근본 목적일 텐데, 현재의 치료 행위들은 모두 그 원인을 무시한 채 눈에 보이는 현상만 없애고 덮으려는 응급처치에 불과하다. 응급처치가 잘 되었다 하더라도 불행히도 환자는 동일한 원인으로 다시 치과의 문을 열게 된다. 의료인으로서 환자에게 닥친 불행을 다시금 느끼지 않게 하는 것, 더 좋은 것은 불행이 닥치기 전에 미리 예방하는 것이 의료인의 맡은 바 소임일 것이다.

역자 서문

우연히 접하게 된 유익한 세균인 프로바이오틱스는 역자의 치과 진료 절차를 바꾸어 놓았다. 항생제를 처방하기 전 환자에게 항생제의 부작용을 자세히 설명하고 꼭 필요한 경우를 제외하고, 프로바이오틱스의 복용을 추천한다. 전문적인 치과진료 이후 프로바이오틱스를 복용하면서 이에 따른 부가적으로 임상적인 효능들이 눈으로 관찰할 수 있을 정도로 조금씩 나타나고 있다.

이 책은 치과질환의 근본적 원인을 제어하고픈 역자의 열망으로 번역된, 프로바이오틱스를 이용한 세균 요법에 관한 것이다. 원인을 너무도 당연히 알고 있음에도 현실이 그러하지 못하여 행하지 못했던 새로운 접근이 이 책에 담겨 있다. 이 책이 국내에 소개됨으로써 치과진료의 획기적인 변화가 오리라 기대하진 않지만, 적어도 치과를 찾아온 환자에게 똑같은 이유로 치과의 문을 두드리는 일은 없기를 바라는 마음을 이 글을 읽는 독자에게 전하고 싶다.

마지막으로 역자가 박사학위를 위해 연구했던, 예방을 선택하게 된 중국 전국시대 편작에 관한 일화를 이야기하고 싶다.

"맏형의 경우 환자가 고통을 느끼기도 전에 표정과 음색으로 이미 그 환자에게 닥쳐올 큰 병을 알고 미리 치료하기 때문에 환자는 의사가 자신의 큰 병을 치료해 주었다는 사실조차 모르게 되었기 때문에, 둘째 형의 경우 병이 나타나는 초기에 치료하므로 그대로 두었으면 목숨을 앗아갈 큰 병이 되었을지도 모른다는 사실을 다들 눈치채지 못하였기 때문에 둘 다 '가벼운 병 정도나 고치는 시시한 의사' 정도로 취급 받으며 세상에 이름을 떨치지 못했다. 저는 환자의 병세가 깊어 고통을 호소할 때 치료해 주기 때문에 제일 실력이 낮은 하수입니다. 다만 사람들이 극도로 아파할 때 고쳐주기 때문에 크게 감사하며 명의라고 칭찬하는 것뿐입니다."

편작의 겸손함을 보여주는 일화이기도 하지만, 그의 말대로 어쩌면 두 형이 편작보다 더 뛰어난 명의였을지도 모른다. 질병의 치료보다 예방이 중요함을 나타내는 일화라고 할 수 있다.

허 정 욱

역자 약력

허 정 욱

- 치의학박사
- 고려대학교 임상치의학대학원 겸임교수
- 경희대학교 치과대학 외래교수
- 대구가톨릭대학교 의과대학 임상외래교수
- 대한국제임플란트학회(ICOI) 부회장
- 대한국제임플란트학회(ICOI) Diplomate
- 세계초음파악안면수술학회(WAUPS) 부회장
- 대한구강보건협회 부산지부장
- 굿윌치과병원 대표원장

목 차

목 차

Column

프롤로그

요시노 토시아키

1928년에 Alexander Fleming이 페니실린을 발견한 이래로, 인류와 감염증의 현실은 격변하였다. 그때까지는 전쟁에서의 외상 등을 제외하면 인간의 사망 원인 1위는 모두 감염증이었기 때문이다. 스페인독감(H1N1 아형A형 인플루엔자 바이러스)과 임질, 매독 등의 성감염증으로 많은 사람들이 죽었다. 스페인독감은 인류가 최초로 경험한 인플루엔자 판데믹이며, 그 감염자는 약 5억 명 이상으로 사망자는 약 1억 명에 이른다. 당시의 세계 인구(약 18억 명)에 환산해 보면 겨우 1년 만에 인류의 30%가 감염되고, 5%가 사망했다는 계산이 나온다. 일본에서도 스페인독감에 의한 사망자는 48만 명에 달하는 것으로 추정되고 있다.

한편, 성감염증인 매독은 에도시대의 에도에서 만연하고 있었다. 수만 명의 매독환자를 진찰한 것으로 알려진 스기타 겐파쿠는 매년 1,000여 명을 치료하면 그 중에 700~800명이 매독이었다는 기록을 남겼다. 에도시대의 사람 뼈에서 매독의 흔적을 추정해 보니 54.5%라는 놀라운 수치가 나온다.

페니실린 등의 항생물질이 없던 시대는 감염증 치료가 더없이 어려웠다. 많은 경우에 수은이나 비소 등 인체에 유해한 것들을 큰 위험을 알면서도 약물로 사용하거나, 다른 감염증을 일부러 감염시켜 그로 인한 발열로 원래의 세균을 죽인다는 그야말로 '죽음을 각오한 치료법' 이외에는 없었다.

예를 들면, 매독 치료는 예로부터 수은을 흡입하거나 연고를 바르는 방법이 행해졌다. 당연히 이에 따른 많은 수은 중독자가 생겨났다. 또한 매독의 원인균인 매독 트레포네마는 고열에 약하므로 앞서 말한 대로 환자를 의도적으로 말라리아에 감염시켜 고열을 일으켜 체내의 매독 트레포네마의 사멸을 확인한 후 알카로이드인 퀴닌을 투여하여 말라리아 원충을 사멸시킨다는 치료(말라리아요법)가 오래도록 시행되어 왔다. 퀴닌 자체가 현기증, 구토 등의 강한 부작용을 가지기 때문에 현재 기준으로는 상당히 거친 치료법이지만 이외에 다른 치료방법은 없었다. 여담이지만 암도 똑같이 열에 약하기 때문에 이 말라리아요법이 예전에는 시행되었다(현재는 고주파를 이용한 '하이퍼 써미아'라는 온열치료가 행해진다). 오늘날 같이 항생물질이 진통제보다 손쉽게 처방되는 것이 얼마나 감사한 일인지는 당시로부터 헤아려 보면 매우 명확하다.

그러나 한편으로 그 항생물질에 의한 폐해도 크다. 바로 '내성균'의 출현이다. 페니실린의 내성균이 발견된 것은 1941년이다. 1940년대 후반에는 병원에서 발견된 황색포도상구균 중의 약 25%가 페니실린 내성 황색포도상구균이었다. 페니실린의 발견으로부터 겨우 22년 후의 일이다.

그 후 항생제와 화학요법제의 개발의 역사는 내성균과의 싸움의 역사와 다름없다. 1961년에 메티실린 내성 황색포도상구균(methicillin-resistant *Staphylococcus aureus*; MRSA)이 처음 확인된 이래, 특효약으로 반코마이신이 쓰였으나 반코마이신 내성 황색포도상구균(vancomycin-resistant *Staphylococcus aureus*; VRSA)이 2002년에 발견되고, 현재는 세계에서 발견된 황색포도상구균의 95% 이상이 페니실린 내성이며, 무려 60%가 메티실린 내성균이다. 게다가 다제내성 아시네토박터균과 같이, 병원 내에서 감염되면 항생물질이 전혀 듣지 않아 치료할 수 없는 세균까지 출현하고 있다.

더욱이 다른 시점에서의 문제도 있다. 발달한 항생제 덕분에 MRSA나 VRSA를 제외한 대부분의 감염증이 항생제와 화학요법으로 해결되었기 때문에, 감염증학과 기생충학이라는 학문 자체가 일본에서는 이미 쇠퇴하였다는 점이다. 그래서 기생충을 포함한 뎅기열 등 동남아에서는 당연히 치료되는 질환이 의료가 발전한 일본에서는 치료가 어렵다.

다음 문제는 일본의 보험치료의 폐해이다. 알고 있듯이 보험치료에서는 '요양에 대한 급여'가 원칙이며, 병이 발병하지 않으면 치료를 할 수 없다. 본래라면 파일로리균의 제균과 같이 '발병 전 진단'과 '발병 전 치료'가 시행되는 것이 이상적이나(특히 치주염 같은 만성 감염증의 경우), 현실의 보험치료로는 어떤 균에 의한 감염증인지 모르는 채 광역 스펙트럼 항생물질을 투여하는 것으로 대증요법을 실시하고, 필요하다면 더 강한 약물을 추가하는 실정이다.

감염증 치료에 관해서는 기타 의과와 치과를 포함하여 '종적 의료'의 폐해가 있다. 각각의 진료소뿐 아니라 동일한 병원 내의 다수의 진료과가 있다고 해도 포괄적 치료가 이루어지지 않고 각각의 진료과에서 따로따로 약물을 투여해 버리는 일도 많다(그림 1).

그렇다면 이러한 감염증 치료의 현 상황을 어떻게 해결하면 좋을까(그림 2)? 그 해답 중의 하나가 프로바이오틱스 테라피와 그 개념이다.

기존의 안티바이오틱스가 '발병하면 세균(유익균 포함)을 살균한다'는 치료법이었던 것에 반해, 프로바이오틱스는 '미리 몸에 좋은 균을 적극적으로 늘려서 건강해진다'라는 개념으로 예방이라기보다는 오히려 발병 전 치료의 개념이다. 즉, '체내의 미생물 균형이 무너지면 병이 생긴다'라는 개념을 바탕으로, 체내 환경을 갖추기 위해 유산균으로 대표되는 유익균을 식품에서 섭취함으로써 소화기계의 균형 개선을 실시하고 전신의 발병을 사전에 억제한다는 개념이다.

이 책은 이러한 약물요법의 역사적 경위와 현대 일본의 의료 문제 해결의 한 방법으로 프로바이오틱스 테라피에 대해서 해설한다. 아직 발전하지 않은 분야이며 통일된 견해도 나오지 않은 분야도 많기 때문에 현 시점에서의 최신 정보와 사적 견해가 포함되는 점도 양해 바란다.

일본의 감염치료의 문제점

- 쇠퇴한 학문이라고 여겨지고 있다.
- 보험진료의 한계(검사 없이 투약)
- 의과와 치과의 관련 영역 문제
- 과를 넘나드는 복합 진료과에서의 종적 의료 문제
- 내성균 문제

그림 1. 일본의 감염 치료의 문제점.

문제의 해결법

- 국소 치료제 사용
- 세균검사와 면역검사에 근거한 항균요법
- 반복 투여를 예방하는 장기 대량 투여
  (항균요법을 일생 동안 1회로 함)
- 의과와 치과의 강력한 연계
- 과를 넘나드는 복합 진료에서의 포괄·종합 의료
- Photodynamic therapy 등 내성균을 만들지 않는 감염치료
- 프로바이오틱스 테라피

그림 2. 문제의 해결법.

【참고문헌】

1）鈴木隆雄：骨から見た日本人―古病理学が語る歴史．講談社，東京，1998.
2）三辺正人，吉野敏明ほか編著：ペリオドンタルメディスンに基づいた抗菌療法の臨床．医学情報社，東京，2014.

제1장

프로바이오틱스의 개념

다나카 마키

1. 프로바이오틱스와 프로바이오틱스 테라피의 역사

항생물질의 발견은 감염증 치료를 극적으로 변화시켰다.[1] 1941년에는 Waksman에 의해 항생물질은 '미생물에 의해 만들어져 미생물의 발육을 저지하는 물질'로 정의되어 다양한 항균제가 개발되었고, 화학요법 시대가 열려 감염증은 가까운 미래에 완전히 제압될 것이라고 생각되어 왔다.[1] 그러나 페니실린의 실용화로부터 불과 몇 년 후에 페니실린 내성균이 출현하였고, 1961년에는 메티실린 내성 황색포도상구균(MRSA)이 출현하였으며, 1980년대에는 약제 내성균에 의한 병원 내 감염의 증가 등 다제 내성균이 만연해짐에 따라 화학요법의 한계도 문제시되었다.

그리고 비슷한 시기에 장내 상주 세균총의 개선 및 면역 기능의 활성화에 관한 연구가 많이 이루어져 Werner Kollath에 의해 항생물질의 반대말로 '프로바이오틱스'가 제창되어 '미생물이 생성하는 다른 미생물의 생육을 촉진하는 물질'이라고 정의되었다.[2] 그 후 1989년에 Fuller에 의해 '장관 상주 세균의 세균총 균형을 개선함으로써 동물에 유익한 효과를 가져오는 살아있는 미생물'[3]이라 정의되었다.

이 프로바이오틱스를 이용한 치료가 '프로바이오틱스 테라피(probiotics therapy)'이고, 실제로 그 역사는 이 프로바이오틱스가 정의되기 훨씬 전부터 실천되어 왔다.

20세기 초로 거슬러 올라가서, 비피더스균(*Bifidobacterium bifidum*)을 발견한 Tissier는 설사병 환자에게 비피더스균을 투여하면 증상이 개선되는 것을 발견하여 비피더스균이 인체의 소화기능에 중요한 역할을 하고 있음을 주장하였다.[1]

또한 러시아의 면역학자인 Mechnikov는 소화관 내에서 미소화단백질의 부패로 인해 독성화합물이 발생하는 것[4]과 불가리아의 장수와 요구르트 식문화의 관련성을 바탕으로 장내 세균을 부패 물질을 발생시키지 않는 세균으로 치환하는 것이 유효하며, 그것에는 유산균을 포함한 요구르트가 효과적이라는 '불로장수설'을 제창하여[5] 유럽에 건강식품 붐을 가져온 것으로 알려져 있다. 그리고 반세기 후 혐기 배양기술과 무균동물의 번식기술이 발전하고, 다시 프로바이오틱스가 주목받게 되어 여러 질환의 예방과 치료에 응용연구가 시작되었고,[6] 연구 대상은 장내 상주 세균총뿐 아니라 항알레르기 치료,[7] 항암치료[8] 등으로 확대되었다.

그리고 1998년에 Guarner와 Schaafsma 등이 '적정한 양을 섭취하였을 때에 숙주에 유용한 작용을 나타나는 생균체'로 프로바이오틱스를 재정의하여[9] 소화관뿐 아니라 구강, 호흡기, 비뇨기, 생식기, 피부 등 고유하게 상주 세균총이 존재하는 장기 전체에 그 효과가 확대됨을 제창하여 오늘에 이르렀다.

2. 프로바이오틱스와 안티바이오틱스의 차이

프로바이오틱스와 안티바이오틱스의 공통점은 바이오틱스(biotics: 생물)이며, 이 단어의 앞에 '프로'가 오는지 '안티'가 오는지에 따라서 의미가 크게 달라진다. 프로(pro)는 영어로 '찬성'이나 '호의적인'의 의미가 있고, 안티(anti)에는 '반대의'라는 의미가 있다. 즉, 프로와 안티는 반대어이며, 균을 살리는 치료법인가 죽이는 치료법인가의 차이이다.

안티바이오틱스는 우리에게도 친숙한 항균제를 사용하여 병원균과 유해균을 직접 살균하는 치료를 가리킨다. 안티바이오틱스의 장점으로는 세균의 생육을 저지 또는 사멸시킬 수 있다는 것이며, 여러 가지 항균제가 발견·개발되어 결핵을 비롯한 많은 감염증 환자의 치료에 기여하였다. 그러나 항균제는 인체에 악영향이 적다고 하지만, 종류나 체질에 따라 부작용과 알레르기 문제가 따라오는 것이 단점이다. 또한 항균제의 남용에 의한 MRSA 등 내성균이 출현하는 것도 큰 문제가 되고 있어, 새로운 세대의 항균제를 항상 연구·개발하여 내성균에 대해 고려해야 할 필요가 생겼다. 올바른 용량·용법을 지키지 않으면 오히려 감염증을 악화시키는 것이 안티바이오틱스이다.

한편, 프로바이오틱스는 '적당량을 투여하였을 때 숙주에게 건강상 이득을 줄 수 있는 살아있는 미생물'로 정의되어[1] 유익균을 보충함에 따라 유해균의 증식을 억제하는 것이다. 안티바이오틱스만큼의 급격한 변화를 볼 수는 없으나, 완만하고 서서히 작용하여 유해균이 증식하는 것을 예방·억제하는 작용이 있고, 내성균의 걱정이 없으며, 부작용과 알레르기도 극히 적은 치료법이다.

즉, 안티바이오틱스는 세균을 '배제하는' 치료, 프로바이오틱스는 세균과 '공존하는' 치료로 정의된다(그림 1). 감염증처럼 즉시 감염원의 제거가 필요한가, 미생물총의 균형 개선 등 완만하고 느린 작용이 필요한가에 따라, 프로바이오틱스와 안티바이오틱스의 구별 사용이 필요하다. 또한 항생물질의 복용(안티바이오틱스)으로 장내의 유익균을 사멸시켜 설사 등의 증상이 나타난 경우에는 프로바이오틱스로 유익균을 보충하여 약제에 의해 무너진 장내 환경을 다듬는 병용요법도 효과적인 수단의 하나라고 말할 수 있다.

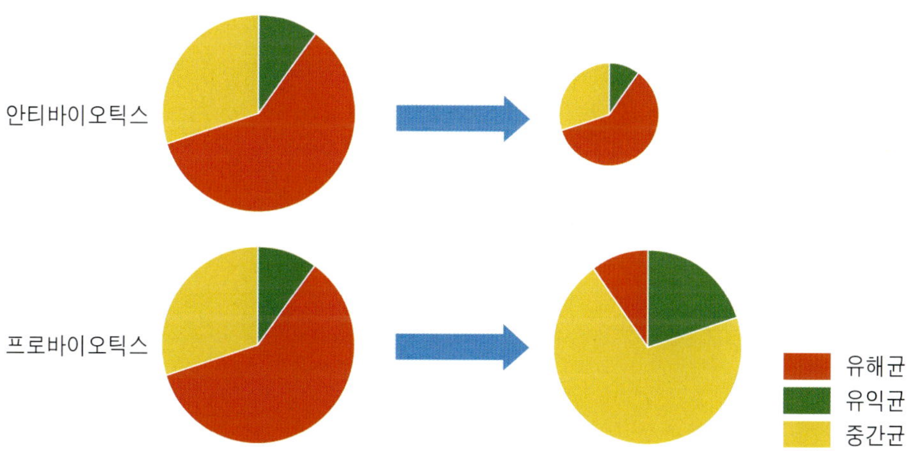

그림 1. 안티바이오틱스는 유해균·유익균을 포함하는 모든 세균을 감소시킨다. 프로바이오틱스는 유익균을 보충함으로써 미생물총을 개선한다.

3. 프로바이오틱스에 요구되는 조건

1989년 Fuller가 개념을 제시한 때[1]로부터 현재에 이르기까지 프로바이오틱스는 숙주에 유용한 작용을 나타내는 '살아있는 균(생균)'[2]이라고 정의되어 왔기 때문에 균이 살아서 장내에 도달하여 가진 작용을 그곳에서 발휘할 필요가 있다. 그리고 살아있는 세균이기 때문에 안전성도 확립되어야 한다.

프로바이오틱스에 요구되는 조건으로는 아래의 8가지를 꼽을 수 있다.[3]

1. 안전할 것
2. 인체 유래의 상주 미생물일 것
3. 위산과 담즙산에 내성이 있을 것
4. 생균일 것
5. 사람에게 유효할 것
6. 장관에 대한 부착·증식성을 가질 것
7. 식품 중에서 높은 균수를 유지할 것
8. 가격이 저렴할 것

'안전성이 높고, 산 채로 장에 도착하며, 장에 부착·증식하는 것이 중요하다'라는 것은 프로바이오틱스가 생산하는 유산 등의 대사산물에 의해 장내가 산성이 되므로 유해균의 증식을 억제하고 유해물질의 생산도 감소시킬 수 있기 때문이다. 비피더스균과 같이 프로바이오틱스에 요구되고 있는 위의 조건을 충족시키는 균종이 이미 발견되고 있지만, 모든 조건을 충족시키는 것이 과학적으로 증명된 유산균의 균종은 적은 것이 현실이다.

4. 프로바이오틱스 테라피에서 사용되는 세균의 종류

프로바이오틱스 테라피에서 사용되는 세균의 종류와 특징 및 보고된 작용을 아래에 나타내었다(표 1). 프로바이오틱스 테라피로 얻을 수 있는 효과는 광범위하고, 현재도 다양한 세균의 연구가 진행되고 있기 때문에, 향후 종류가 더욱 늘어날 것으로 기대된다.

표 1. 프로바이오틱스 테라피에 이용되는 세균의 종류

세균의 종류		특징	보고된 작용
유산간균 (*Lactobacillus* 속)	*L. acidophilus*	• 인체 장내 유래 유산균 • 위산에 강하여 살아서 장에 도달 • 장관 부착성이 높음	• 정장 작용 • 꽃가루 알레르기 상태 완화 • 항알레르기 작용 • 이소플라본 흡수 촉진
	L. casei	• 위산과 담즙에 강하여 살아서 장에 도달 • '장에 오래 머무른다'는 사실이 세계 최초로 과학적으로 인정됨 • 일본인 유래 유산균으로, 일본인과 상성이 좋음	• 정장 작용·내장지방 축적 억제 • 감염 예방 효과 • 면역계 활성화 • 스트레스 경감 효과 • 콜레스테롤 저하 작용 • 알레르기 억제 작용
	L. gasseri	• 위산과 담즙에 강하여 살아서 장에 도달 • 일본인 유래 균	• 파일로리균 억제
	L. rhamnosus	• 세계 40개국에서 사용 중 • 살아서 장에 도달, 장내 균형을 맞춤	• 정장·감염방어 작용 • 알레르기 제어 작용
	L. salivarius	• 사람 입안에 있는 유산균	• 구강 내 치태 억제
	L. reuteri	• 항균작용을 가짐	• 유아산통 • 파일로리균·치아우식 관련 세균, 치주질환세균의 발육 억제 작용
비피더스균 (*Bifidobacterium* 속)	*B. biofedum*	• 생균 수가 많고, 살아서 대장까지 도달함	• 알레르기 제어 작용
	B. lactis	• 높은 생존율로 살아서 장까지 도달함 • 대장에서 증식함 • 대장에서 신체에 유익한 '폴리아민'을 생산함 • 세계 최초로 포유류의 수명 연장 효과를 증명함	• 정장 작용 • 아토피증상 완화
	B. longum	• 생균 수가 많고, 살아서 대장까지 도달함 • 건강한 유아에서 발견되는 인체에 사는 비피더스균 • 세계 30개국 이상에서 사용되고 있음	• 정장·감염방어 작용 • 항 알레르기 작용 • 콜레스테롤 저하 작용 • 대장암 예방 작용 • 골강도 증강 작용 • 스트레스 경감 작용
장구균 (*Enterococcus* 속)	*E. faecalis*	• 균체가 작아 한 번에 다량의 유산균 섭취 가능	• 정장작용 • 꽃가루 알레르기 증상 완화

5. 내성균을 만들지 않는 치료와 감염의학에 대한 프로바이오틱스 테라피의 가능성

1 프로바이오틱스의 작용

프로바이오틱스의 작용은 숙주기능에 미치는 작용과 병원미생물에 대한 작용 등 크게 2가지로 나눌 수 있다.[1]

1. 숙주기능에 미치는 작용

1) 연동운동 항진
2) 장관 투과성의 정상화
3) 물질대사 항진
4) 점액생성 항진
5) 장관 내 pH 저하
6) 면역기능 활성화: 자연면역기능, 점막면역기능, 대식세포 탐식기능 활성화, 사이토카인생성 조절

2. 병원미생물에 대한 작용

1) 병원미생물의 상피세포로 부착 저해
2) 병원미생물과의 영양분 경합적 저해
3) 살균성 물질의 생성: 박테리오신, 유기산 등

프로바이오틱스는 물질대사와 점액생성 등을 항진시킴과 동시에 장관투과성을 정상화시킬 뿐만 아니라, 유기산을 생성하여 장관 내 pH를 저하시켜 숙주면역기능을 활성화하는 것이 밝혀져 있다. 또한, 프로바이오틱스는 병원미생물의 상피세포로의 부착을 저해함과 동시에, 영양소를 경합적으로 취함으로써 병원미생물의 증식을 저해하며, 박테리오신, 유기산 등을 생성하여 살균작용을 발휘한다. 즉, 프로바이오틱스는 숙주기능에 여러 효과를 줌과 동시에 외래성 병원미생물에 대한 억제 효과도 갖는다.

프로바이오틱스의 항균작용은 항생물질 같은 즉효성은 없지만, 부작용이 거의 없고 내성균을 만들지 않는 치료법으로 감염증 치료 분야에 있어서도 주목을 받고 있다. 장관감염증, 기회감염증, 요로감염증, 산부인과 감염증 등 여러 종류의 감염증에 대하여 예방효과를 가지는 것으로 보고되고 있다.

2 프로바이오틱스의 감염증 예방효과

1. 장관감염증

항균제 관련 설사증(*antibiotic-associated diarrhea*; AAD)

AAD는 항균제 투여 후의 부작용으로 설사증이 생기는 것으로, 항균제 치료를 받는 약 20%의 환자에서 나타난다. 항균제의 투여에 의해 정상 장내 미생물총이 교란되는 것에 의해 *Clostridium difficile*가 이상 증식하여 독소(톡신A, 톡신B)가 생성되기 때문으로 생각된다. 프로바이오틱스는 AAD 예방효과를 가진 것으로 보고되고 있다. *Lactobacillus acidophilus, Lactobacillus bulgaricus, Lactobacillus rhamnosus, Bifidobacterium longum, Enterococcus faecium, Clostridium butyricum, Saccharomyces boulardii* 등의 프로바이오틱스를 각종 감염증의 치료를 위한 항균제를 투여할 때에 동시 복용시키면 AAD의 발병 빈도가 1/2에서 1/5 정도로 저하된다는 것이 밝혀졌다.

2. 기회감염증

기회감염증이란 약병원성 병원체에 감수성이 높은 숙주가 감염되는 것이다. 감수성이 높은 숙주란 면역 저항력이 저하된 숙주를 의미하며, 항균제 장기 투여 환자, 악성종양 환자, 면역부전증 환자(선천성 및 후천성), 장기이식 환자, 당뇨병 환자, 수술 후 환자, 스테로이드 투여 환자, 고령자, 임산부, 신생아 등이 해당된다. *C.difficile* 감염증, 녹농균감염증, 수술후감염증, 장관영양수반설사증, 캔디다감염증, 크립토스포리디움증 등이 주요 기회감염증이며, 감수성이 높은 숙주에 프로바이오틱스를 투여하면 기회감염증의 발병이 예방되는 것이 다수 보고되어 있다.[3-7]

3. 요로감염증

요로감염증의 원인이 되는 세균의 상피세포로의 부착과 증식을 프로바이오틱스가 억제하는 것이 밝혀져 있다.[8-10]

4. 산부인과 감염증

조산과의 관련성이 지적되고 있는 세균성 질염의 예방으로 프로바이오틱스의 경구섭취 또는 질내투여가 효과가 있다고 보고되어 있고,[11-14] 조산 예방을 기대할 수 있다.

이와 같이 프로바이오틱스는 감염증의 예방에 있어서 유용함이 다수 보고되어 있다. 항균제와 다르게 프로바이오틱스에는 부작용이 거의 없고 내성균을 만들지 않기 때문에 예방적 투여가 가능하다. 생체 내에 침입해 온 소수의 병원체에 대해 억제적으로 프로바이오틱스가 작용하는 것으로, 중증 감염증으로 발전하지 않는 것을 기대할 수 있다.

이와 같이 프로바이오틱스는 내성균을 만들지 않는 치료와 감염의학 분야에 있어서도 주목을 받고 있다.

【참고문헌】

【1.】

1) 古賀泰裕：医科プロバイオティクス学. シナジー, 東京, 2009.
2) Lilly DM, Stillwell RH:PROBIOTICS,GROWTH-PROMOTING FACTORS PRODUCED BY MICROORGANISMS. Science. 1965 Feb ; 12. 147(3659): 747-748.
3) Fuller R : Probiotics in man and animals. J Appl Bacteriol. 1989 May;66(5): 365-378.
4) Chen TS,Chen PS : Intestinal autointoxication : a medical leitmotif. J Clin Gastroenterol. 1989 Aug ; 11(4): 434-441.
5) Howell TH : Metchnikoff and prolongation of life. Age Ageing. 1988 Nov ; 17 (6): 420-421.
6) Hamilton-Miller JM:Probiotics and prebiotics in the elderly. Postgrad Med J. 2004 Aug ; 80 (946): 447-451.
7) Kirjavainen PV, Apostolou E,*et al:*New aspects of probiotics--a novel approach in the management of food allergy. Allergy. 1999 Sep ; 54(9): 909-915.
8) de Roos NM, Katan MB:Effects of probiotic bacteria on diarrhea, lipid metabolism, and carcinogenesis : a review of papers published between 1988 and 1998. Am J Clin Nutr. 2000 Feb ; 71(2): 405-411.
9) Guarner F, Schaafsma GJ : Probiotics. Int J Food Microbiol. 1998 Feb ; 17 ; 39(3): 237-238.

【2.】

1) Guarner F, Schaafsma GJ. Probiotics : Int J Food Microbiol. 1998 Feb; 17 ; 39(3): 237-238.

【3.】

1) Fuller R:Probiotics in man and animals. J Appl Bacteriol. 1989 May ; 66(5): 365-378.
2) Guarner F, Schaafsma GJ:Probiotics. Int J Food Microbiol. 1998 Feb ; 17 ; 39(3): 237-238.
3) 光岡知足編・田中隆一郎：腸内細菌の応用. プロバイオティクス, 腸内細菌学, 朝倉書店, 東京, 1990, 426-439.

【4.】

1) Valeur N, Engel P, et al: Colonization and immunomodulation by Lactobacillus reuteri ATCC 55730 in the human gastrointestinal tract. Appl Environ Microbiol. 2004 Feb ; 70 (2) : 1176-1181.
2) Böttcher MF, Abrahamsson TR, *et al* : Low breast milk TGF-beta2 is induced by *Lactobacillus reuteri* supplementation and associates with reduced risk of sensitization during infancy. Pediatr Allergy Immunol. 2008 Sep ; 19 (6) : 497-504.

【5.】

1) 神谷　茂: 腸管感染症とプロバイオティクス. 医学のあゆみ. 2003;207:894-898.
2) Szajewska H, Ruszczynski M, radzikowski A. 2006.Probiotics in the prevention of antibiotic-associated diarrhea in children: a meta-analysis of randomizedcontrolled trials. J Pediatr. 2006 ; 149:367-372.
3) Rayes N, Hansen S, Seehofer D, Muller AR, Serke S,Bengmark S, Neuhaus P : Early enteral supply of fiber and *Lactobacilli* versus conventional nutrition : A controlled trial in patients with major abdominal surgery. Nutrition. 2002 ; 18 : 609-615.
4) Rayes N, Seehofer D, Hansen S, Boucsein K, Muller AR, Serke S, Bengmark S,Neuhaus P: Early enteral supply of Lactobacillus and fiber versus selective bowel decontamination: A controlled trial in liver transplant recipients. Transplantation.2002 ; 74 : 123-128.
5) Alvarez S, Herrero C, Bru E, Perdigon G: Effect of Lactobacillus casei and yogurt administration on prevention of Pseudomonas aeruginosa infection in young mice. J Food Prot. 2001 ; 64 : 1768-1774.
6) Busscher HJ, van Hoogmoed CG, Geertsema-Doornbusch GI, van der Kuijl-Booij M, van der Mei HC: *Streptococcus thermophilus* and its biosurfactants inhibit adhesion by Candida spp. On silicone rubber.Appl Envir Microbiol. 1997 ; 63 : 3810-3817.
7) Pickerd N, Tuthill D : Resolution of cryptosporidiosis with probiotic treatment.Postgrad Med J.2004 ; 80 : 112-113.
8) Atassi F, Brassart D, Grob P, Graf F, Servin AL: In vitro antibacterial activity of *Lactobacillus helveticus* strain KS300 against diarrhoeagenic, uropathogenic and vaginosis-associated bacteria. J Appl Microbiol. 2006 ; 101 : 647-654.
9) Zarate G, Nader-Macias ME: Influence of probiotic vaginal lactobacilli on *in vitro* adhesion of urogenital pathogens to vaginal epithelial cells. Lett Appl Microbiol. 2006 ; 43 : 174-180.

10) Zarate G, Santos V, Nader-Macias ME : Protective effect of vaginal Lactobacillus paracasei CRL1289 against urogenital infection produced by *Staphylococcus aureus* in a mouse animal model. Infect Dis Obstet Gynecol 48358.2007 Mar;28.
11) Reid G, Jass J, Sebulsky MT, McCormick JK : Potential uses of probiotics in clinical practice. Clin Microbiol Rev. 2003 ; 16 : 658-672.
12) Reid AG, Bruce AW: Urogenital infections in women: can probiotics help? Postgrad Med J. 2003 ; 70 : 428-432.
13) Antonio MA, Rabe LK, Hiller SL : Colonization of the rectum by *Lactobacillus* species and decreased risk of bacterial vaginosis. J Infect Dis. 2005 ; 192 : 394-398.
14) Antonio MA, Hiller SL : DNA fingerprinting of *Lactobacillus crispatus* strain CTV-05 by repetitive element sequence-based PCR analysis in a pilot study of vaginal colonization. J Clin Microbiol. 2003 ; 41 : 1881-1887.

제2장 프로바이오틱스 테라피의 최신 이론과 증명

1. 오랄 프로바이오틱스 테라피

1 치아우식과 구강 내 미생물총, 그리고 프로바이오틱스

쓰지무라 스구로

프로바이오틱스란 '장내세균총을 개선하여 숙주에 유익한 효과를 가지는 미생물과 이들의 증식·촉진을 가져올 살아있는 미생물'로 1989년에 Roy Fuller에 의해 정의되었다(그림 1). 프로바이오틱스를 활용한 세균요법(bacteria therapy)은 독일의 Alfred Nissel에 의해 장내질환 환자에게 '정상인의 생체 내에 살아있는 대장균'을 투여함으로써 병원성 세균을 소화관에서 제거하려 시도한 것이 그 시작으로 알려져 있다.

프로바이오틱스(Probiotics)란

- 정의　인체에 이로운 영향을 미치는 미생물 또는 그들을 포함하는 제품·식품
- 조건　① 안전성이 보장되어 있을 것
  ② 원래 그 숙주의 장내 미생물총의 일원일 것
  ③ 위액, 담즙 등을 견디고 살아있는 채로 장내에 도달할 수 있을 것
  ④ 하부소화관(소장 하부와 대장)에서 증식 가능할 것
  ⑤ 숙주에 대해 명확한 유용효과를 발휘할 것
  ⑥ 식품 등의 형태로 유효한 균수가 유지 가능할 것
  ⑦ 저렴하고 쉽게 취급 가능할 것

그림 1. 프로바이오틱스의 정의와 조건. (Roy Fuller. 1989[1]에서 발췌: 쓰지무라, 2016)

구강 바이오필름에는 침샘과의 거리, 치아평활면, 열구, 인접면, 치주낭내 등에 의한 차이가 있고, 유전, 환경, 식사, 스트레스 등에 의해서도 영향을 받는다. 출산 전의 신생아의 구강 내는 무균인 것으로 알려져 있고, 산도를 통과하는 것에 의해 모체 유래 균과 접촉하여, 출생으로부터 수 시간 경과하면 구강 내에 최초의 연쇄구균이 집락을 형성하여 균주별 정착시기를 맞이하여 구강 바이오필름이 형성된다. 또한, 산도경유로 태어난(자연분만) 유아와 비교하여, 제왕절개로 태어난 유아는 구강 바이오필름의 다양성이 낮고, 생체에 있어 유익한 유익균의 개체수가 적다고 알려져 있다.[2,3]

초유에는 면역물질이 많이 포함되어 있으며, 생후 3개월의 시점에서 산후의 수유방법의 차이로 모유영양아의 25%가 유익한 유산간균을 보유하고 있는 반면, 분유에 의한 인공영양아는 0%였다.[4] 이러한 요인이 이후 치아우식의 이환율과 상황에 영향을 줄 가능성이 크다고 생각된다. 이 때문에 다양성을 가진 안정된 구강 바이오필름은 건강과 관련되어 있고, 또한 구강 내 미생물총은 치아뿐만 아니라 구강의 건강유지에 직접적으로 기여하며, 구강 바이오필름은 특정 환경에서 보호적으로 작용한다고 생각된다.

설탕, 과당, 식초의 섭취 등 구강 바이오필름에 스트레스를 주면 법랑질의 탈회단계로 변화한다. 이는 구강 바이오필름 내 세균의 산산성(酸産性)에 의해 pH가 낮아져 구강 바이오필름이 새로운 환경에 적응하기 위해 내산성균과 산생성균의 과성장으로 이끌리기 때문이다. 즉, 생체에 유익한 균과 유해한 균의 안정성과 다양성이 현저히 감소한다. 이 생물학적 이론은 세계적으로도 보편적인 치아우식이라는 치과질환이 *Streptococcus mutans*(이하 뮤탄스균) 등의 특이적 병원균에 의해서 야기된다는 고전적인 감염증이라는 생각만으로는 성립하지 않는다고 하여 생태학적 치태가설로 알려져 있다.[5]

1960년대는 비특이적 치태가설에 따라서 1일 2~3회의 철저한 양치질에 의해 모든 치태 및 구강 바이오필름을 없애는 것을 목적으로 이루어졌다.

1980년대 후반부터는 특이적 치태가설이 거론되어, 화학요법(chemotherapy)[6]에 의해 클로르헥시딘 등의 항균제를 이용하여 특이적 병원균만을 제거하는 치료가 진행되고 있다.

생태학적 치태가설을 바탕으로 앞으로의 치과치료에 대해서 생각해 보면 구강 바이오필름이 관여하는 질병은 예외 없이 복수의 미생물이 관여하는 감염증으로, 그 중에 몇 개의 특수한 균종이 우세하여 그동안 평화롭게 공존해온 미생물 사회의 균형이 무너진 결과로 생겨난다고 할 수 있다. 생태학적 치태가설에 의하면 치아우식관련 미생물은 건강한 부위에도 생식하고 있으나 매우 적은 수이기 때문에 문제는 일어나지 않는다고 한다.

거기에 환경의 변화, 예를 들면 설탕을 자주 섭취하거나 침 유출량이 적은 사람의 경우에 설탕이 구강 내에 머무른 채로 있는 등의 변화가 있으면 산이 생성되어 치태가 산성이 된다. 산성 상태가 되면 산을 생성하는 세균이 더욱 증식하기 쉽게 되고, 치아우식되기 쉬운 상태가 완성된다. 물론 구강 내 환경의 지표로서 뮤탄스균을 목표로 검사하여 조절 결과를 평가하는 것은 유효하다고 생각한다.

치료에 있어서 구강 바이오필름, 치태의 세균총은 모두 제거하는 것이 아니라, '제어'하는 방향으로 이루어지게 된다. 이 세균총의 제어를 실현하기 위해서, 프로바이오틱스를 이용한 세균요법(프로바이오틱스 테라피)은 생태학적인 미생물총에 접근하는 도구로서도 매우 유효성이 높다고 할 수 있다(그림 2).

후성유전학(epigenetics) 분야에서의 연구로 만성적 염증이 있는 유전자의 후천적인 수식기구(DAN메틸화 등)에 이상이 일어나기 쉬워짐으로써 당뇨병과 암의 원인이 된다는 것이 최근 밝혀졌다. 예를 들어, 어떤 사람이 건강을 해하는 악습관을 계속하면 그 악습관은 유전자정보로서 2세대 다음까지 연결된다고 생각되고 있다. 물론, 건강에 좋은 세포 정보도 똑같이 2세대에 걸쳐 유전되므로 매일의 생활습관과 건강습관이 매우 중요하다고 말할 수 있다.

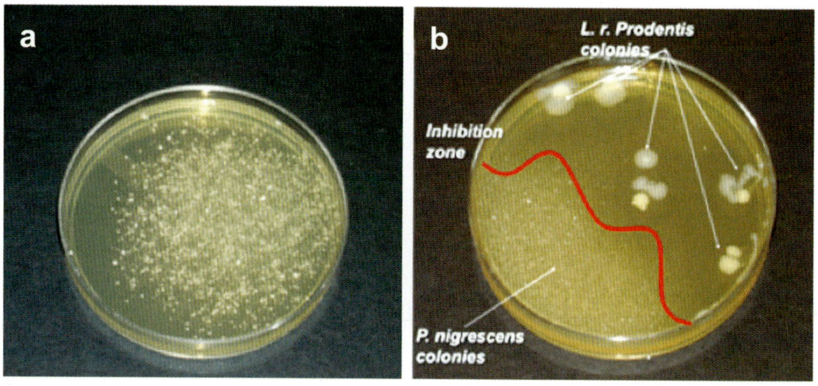

그림 2. 프로바이오틱스 테라피. 프로바이오틱스(*Lactobacillus reuteri* Prodentis: *L.*루테리균)에 의한 구강병원균억제. **a:** 무한대로 증식한 치주질환세균(프레보텔라속, *Prevotella nigrescens*), **b:** *L.*루테리균과 혼합 배양된 치주질환세균(프레보텔라속, *Prevotella nigrescens*).

그와 동시에 치아우식도 치주질환도 유전자수식에 영향을 주는 만성 염증인 것이 해명되었다. 지금까지의 치과를 비롯한 의료는 염증을 일으키는 미생물을 모두 '유해균'으로 파악하고, 염증부위를 다양한 수단으로 철저히 공략하는 치료법이 추구되어 왔다. 그러나 만성 염증을 억누르기 위해서 시행되는 이러한 제균요법 중에, 예를 들면 미노사이클린의 치주낭에 대한 주입과 같은 국소 응용이 아닌, 치아와 그 주위 조직 전체의 세균을 모두 죽이는 시술이나 항균제의 주기적인 투여 등이 있다. 클로르헥시딘은 과거에 질에 사용하여 사망한 예가 있을 정도로 강한 작용이 있으므로, 유익균을 포함한 구강 내 미생물총의 균형을 쉽게 무너뜨릴 위험이 있다. 이러한 상주균총의 균형 붕괴는 전혀 예측할 수 없는 감염증으로 연결되는 위험 요인이 될 수 있다.

후성유전학을 고려하면 우리의 일상 임상에 있어서, 예를 들면 근첨병소를 X선사진상에서 확인하여도 증상이 없는 경우 '경과관찰'을 선택하는 일 등은 만성 염증을 방치하게 되므로 권장하지 않는다.

더욱이 항균제에는 말할 것도 없이 내성균 발생의 우려가 있다. WHO(세계보건기구)에서는 항생물질 내성균을 '국제적인 공중위생상의 위협'으로 보고, 항균제의 사용에 대해 주의하기 시작하였다. 광범위 약제내성결핵을 예로 들면 세계 100개국 이상에서 확인되고 있다.

북유럽국가에서는 발치나 임플란트 처치 시 수술 전의 구강청결을 철저히 하는 대신에 항균제는 처방하지 않는 것이 통용되고 있다. 또 독일 등에서는 감기에 걸리면 바로 감기약을 복용하는 일본과는 달리 발열은 생체의 방어반응으로서 중요한 활동이므로 약제에 의지하지 않고 휴식을 취하는 것을 당연시하고 있다.

세계 인구의 1.7%인 일본인이 전 세계 약제의 약 11%를 소비하고 있다는 통계가 있다. 심지어 일본인의 평균수명이 약제가 남용되기 시작한 세대 이후로 젊을수록 낮아지고 있는 현실을 감안하더라도 약제에 의존하지 않고 안심·안전하게 사용할 수 있는 세균요법으로 의료를 이행해야만 한다고 생각한다. 하지만 모든 질환에 대해서 완전히 화학요법에 의존하지 않는 것은 현실에선 불가능하므로 난치성 질환과 생사에 관련되는 등 정말 필요를 느꼈을 때에만 화학요법을 이용해야 하지 않을까.

탈항균요법으로서 프로바이오틱스를 이용한 세균요법의 사고방식으로는 '장, 구강, 질 등에 존재하는 세균총은 오랜 세월을 걸쳐 인체라는 생물이 획득한 것이며, 근대화가 진행될수록 환경과 식생활이 변화하면서 상주균의 다양성을 잃어버린 것이 현대병의 원인이다'[6]라고 여겨지고 있다. 클로르헥시딘과 항균제 등을 사용하여 균을 죽이는 것이 아니라 상주균과의 균형을 맞추어 잘 어울리는 방법을 생각하는 것이 지금부터 의료계 전체가 취해야 할 건강창조형 의료라고 할 수 있지 않을까.

다시 말하면 이제부터는 구강 내의 균총을 조절하여 창조해내는 치과치료도 필요하다고 생각한다. 즉, 후성유전학의 해명에 의해 만성 염증에 있어서 전신질환과 생명에 관련되는 '두려움'이 커진 감이 있지만 앞으로는 이를 조절하는, 이 책에도 거론되고 있는 세균요법이라는 발상에 의한 의료가 요구되고 있다고 생각한다.

2 치주질환과 구강 내 미생물총, 그리고 프로바이오틱스

요시노 토시아키

치주질환은 감염증이나 외인성 감염과 내인성 감염의 쌍방요소를 포함하며, 교합 등의 위험인자를 포함한 다인자성 감염증이다. 순수한 외인성 감염증의 예로서 건강한 생체 내에는 존재하지 않는 결핵균 등의 비말감염에 의한 것과 접촉에 의해 감염을 일으키는 성감염증 등을 들 수 있다. 치주질환은 이에 더하여 상주하는 균이 숙주의 면역력 저하에 따라 발병하는 기회감염증의 요소까지 2가지 요소를 가진다. 더욱이 흡연과의 교합 등의 위험 인자라고 하는 3가지 요소를 가지는 점에서 치주질환의 감염은 알아차리기 어렵다고 할 수 있다.

예를 들어 *Aggregatibacter actinomycetemcomitans*(이하 *A. actinomycetemcomitans*)와 같이 정상인에게는 존재하지 않는 특이적 치주질환세균에 감염되는, 구 병명으로 젖니임에도 치주질환이 진행되는 '전사춘기성 치주염(prepubertal periodontitis)' 등이 그러한 전형이다. 또한, 이른바 red complex인 *Porphyromonas gingivalis*(*P. gingivalis*), *Prevotella intermedia*(*P. intermedia*), *Treponema denticola*(*T. denticola*)도 정상인에게는 일정 기준치 이상은 존재하지 않기 때문에 그 기준치를 기준으로 보아 외인성 감염 세균이라고 생각해도 좋다. 이하 orange complex라고 하듯이 서서히 상주하는 게다가 유익균이 되어가는 유명한 피라미드의 개념도를 발표한 것이 Socransky이다(그림 1).[1] 위로 갈수록 외인성 감염의 요소가 강해지고 아래쪽 파란색에 가까울수록 유익상주균이 된다.

이들 치주질환세균의 대총균수 비율에서 본 정상치와의 경계표를 그림 2에 나타내었다. 이들 균이 전파되고 정착하여 발병하는 수준까지 증식하여 이른바 감염을 일으키기 위해서는 다양한 장벽이 있다. 숙주의 면역적인 견지에서는 한 가지 지표로서, 이들 균에 대한 항체가 존재하는가 하는 것이 있다. 이를 각 치주질환세균에 대한 혈청 lgG에서 본 것이 그림 2의 '혈청항체가'이다.

예를 들어 그림 3, 4의 41세 급진성 치주염 환자의 증례에서는 *P. intermedia*가 존재하지 않는다. 따라서 이에 대한 항체가 없는 것은 감염되지 않았으므로 당연한 것이다. 또한 *P. gingivalis*가 존재하고 있으나 이에 대한 항체가 +인 것은 감염되어 있기 때문이며 이 또한 지극히 당연한 것이다. 그러나 *A. actinomycetemcomitans*에 관해서는 존재하고는 있으나 항체가 없다. 즉, 생체가 *A. actinomycetemcomitans*를 항원으로 인식하고 있지 않다. 다시 말하면 감염원으로 파악하고 있지 않기 때문에 급진성 치주염이 되었다고 생각할 수 있다. 즉, 현재의 AAP(미국 치주학회) 치주질환 분류인 만성 치주염과 급진성 치주염과의 경계는 이러한 숙주의 면역에 따른다고 여겨지고 있는 것이다.[2]

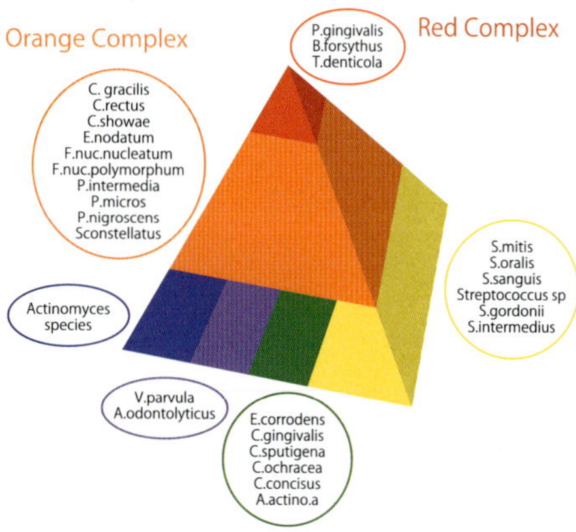

그림 1. Socransky 등에 의한 피라미드 개념도.

	총세균수대비율	혈청항체가(IgG)
총균수		
A. a.	〈0.01%	〈+2.5
P. g.	〈0.5%	〈+2.5
P. i.	〈2.5%	〈+2.3
T. d.	〈5.0%	
T. f.	〈0.5%	

그림 2. 총세균수대비 비율로 본 치주질환세균의 정상치와의 경계. (Oral Microbiology testing laboratory 자료에서 발췌)

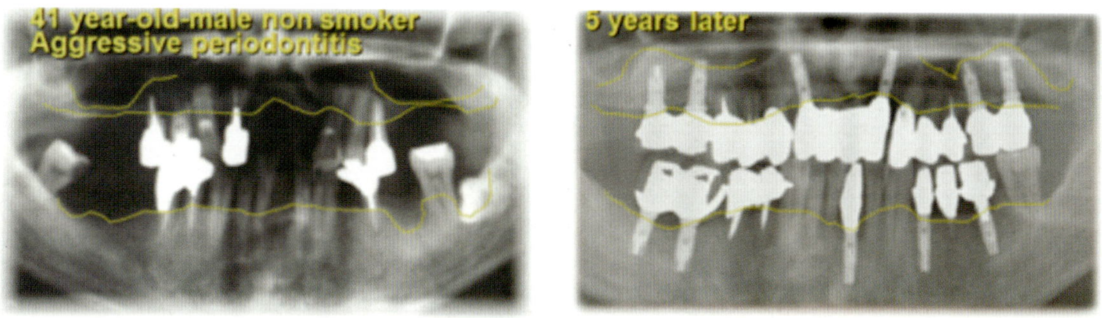

May 31 2008	count	ratio	nomal	IgG
Total Bacteria	49,000	–	–	
A. a.	510	1.041%	<0.01%	–
P. g.	76,000	15.51%	<0.5%	+
P. i.	0	0.00%	<2.5%	–
T. d.	430	0.88%	<5.0%	
T. f.	4,000	8.16%	<0.5%	

Amoxicillin + Metronidazole

Aug 30 2008	count	ratio
Total Bacteria	33,000	–
A. a.	0	0%
P. g.	0	0%
P. i.	0	0%
T. d.	0	0%
T. f.	0	0%

그림 3. 41세의 급진성 치주염 환자의 증례.

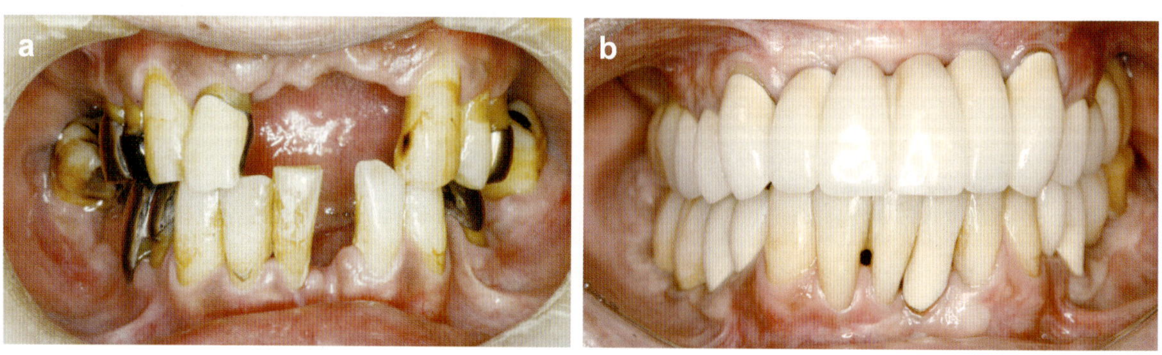

그림 4. 초진 시와 시술 7년 후의 구강 내 사진 비교. **a:** 초진 시, **b:** 시술 7년 후.

그 이전의 AAP분류는 현재는 사용되고 있지 않으나 이 감염원과 숙주의 면역의 견지에서 보면 정합성이 높다. 즉,

- 전사춘기성 치주염: 획득면역이 없으며, 출생 시부터 유아기에 치주질환세균에 감염되어 있는 것
- 전반적 유년형 치주염: 영구치 교환기에 감염되어 획득면역이 없는 것
- 국소 유년형 치주염: 제1대구치 및 제1절치에 국한하여 치주질환이 위중해진다. 영구치 교환기에 감염되어 획득면역을 얻고, 그 후에 맹출하는 치아에는 치주염이 생기지 않는 것
- 급속 진행형 치주염: 유년형 치주염만큼은 아니라 해도 치주질환세균에 대한 면역이 낮다. 영구치 교환기에 감염되어 노화에 의해 면역력이 저하되는 20대 후반부터 혹은 사랑니의 맹출에 의한 감염에 의해서 급속하고도 전악적인 치주질환세균의 감염에 의해 치주염이 악화되는 것
- 성인형 치주염: 치주질환세균과 관계없이 획득면역도 정상으로, 치태의 총량과 부착기간 및 위험 인자로 치주질환이 발현·악화하는 것으로 생각된다. 기존의 치주질환의 분류와 현재의 분류를 정리하면 그림 5와 같다.

1989년의 AAP 분류	치주질환원세균감염	면역		1999년의 AAP 분류
전사춘기성 치주염	신생아 ~ 영구치 교환기	−		급진성 치주염
전반적 유년형 치주염	영구치 교환기	−		
국소 유년형 치주염	영구치 교환기	±	➡	
급속 진행형 치주염	영구치 교환기?	±		
성인형 치주염	없음	+	➡	만성 치주염

그림 5. AAP에 의한 치주질환의 분류. 과거와 현재의 차이.[1,2]

면역에 대해서는 종전에는 치료할 수 없었다. 그 때문에 원인균을 제거하는 안티바이오틱스 개념으로 유해균을 구제하기 위해 항균요법을 시행하였다. 현재에도 그 개념은 틀리지 않다.

앞의 급진성 치주염의 증례에서는 AAP의 항균요법의 컨센서스 보고서[3]에 근거한 항균요법을 실시하여 제균에 성공했고, 그 후 재생요법과 임플란트 치료 등을 시행하여 현재까지 시술 후 7년간 재발은 없었다(그림 4 참조). 단, 항균제의 장기 대량 투여에 따른 항생물질의 투약 테스트, 알레르기 검사, 부작용이 생겼을 때의 대응과 추가 투약 등의 지식·기술과 기자재와 함께 내과적 지식과 연계가 필요[4]하기 때문에 급진성 치주염에 대한 항균요법은 장벽이 높다. 특히, 테트라사이클린계 항생물질을 사용하는 경우는 더욱 어렵다.

이에 대해서 프로바이오틱스 테라피의 개념으로 치료를 진행하면 전신관리와 내과적 지식과 연대하는 장벽은 한층 낮아진다. 프로바이오틱스인 루테리균을 함유하는 ProDentis®(프로덴티스®)을 1일 3회, 3주간 경구

섭취하고, 어떠한 세균 미생물총이 변화하는가 조사한 결과가 그림 6, 7이다(제58회 일본 치주학회 발표).[5] 프로덴티스®는 식품이므로 항균제와 같이 현기증, 구토, 위장장해 등의 부작용이 전혀 없고 물과 함께 먹을 필요도 없다. 사탕을 핥아먹는 요령으로 먹기만 하면 된다. 결과는 통계학적으로 유의하게 red complex가 감소할 뿐만 아니라 항균제를 사용한 항균요법에서 보이는 총균수의 저하가 보이지 않았다. 즉, 유해균만이 감소하여 유익균을 포함한 기타 균은 오히려 늘어난 것이며, 양호한 구강 내 미생물총의 획득에 성공한 것이다.

항균제와는 다르게 즉효성이나 강한 살균력이 있는 것이 아니기에, 치주농양 등의 급성 증상이 있는 경우나 당뇨병 등 감수성이 높은 합병증을 동반하는 증례 또는 심내막염 등을 유발하는 균혈증의 억제 등에는 프로바이오틱스는 적당하지 않으나, 반대로 증상이 별로 없는 만성 치주염의 항균요법 대체요법으로 안전하게 프로바이오틱스를 이용하거나 임산부나 수유 중 혹은 투약할 수 없는 상태 등에 프로바이오틱스를 항균물질의 대체 치료로써 사용할 수 있는 가능성이 있다. 또한 설사나 변비 등의 소화기증상을 가지고 있는 환자에게 항생물질은 사용할 수 없는 경우도 있으나, 프로바이오틱스는 오히려 이러한 증상을 치료하는 효과가 있으므로, 적응증이 될 가능성이 있다. 향후 검토가 더욱 필요하다.

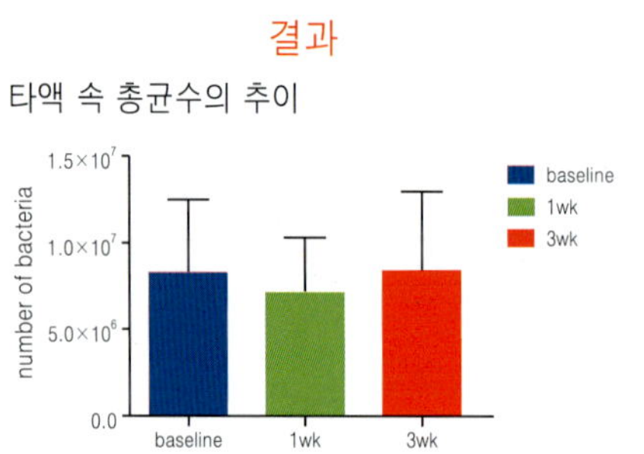

그림 6. 프로덴티스® 섭취 전후로 총균수의 유의미한 변동은 확인되지 않는다.

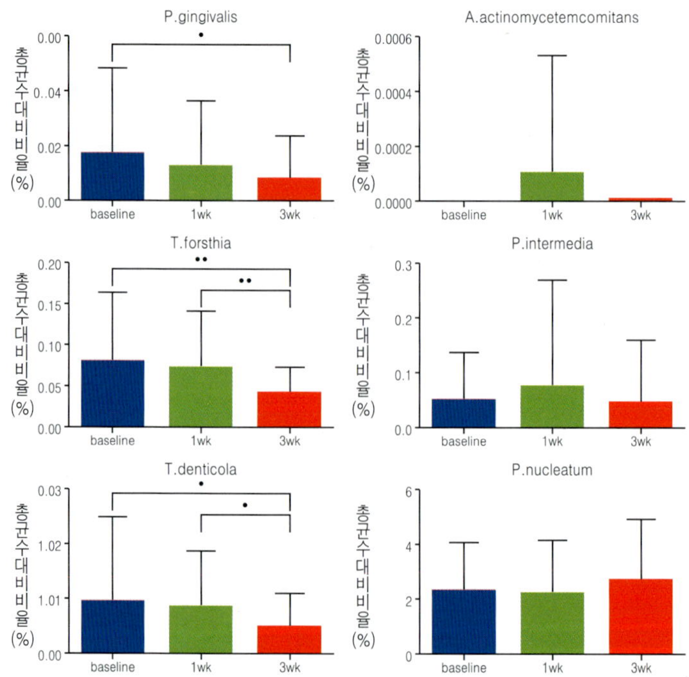

그림 7. 치주질환세균 대비 총균수 비율의 추이. 프로덴티스® 섭취 후 3주간 *P.g., T.f., T.d.*의 유의한 총균수대비% 감소가 인정된다.
※$p<0.05$: Paired t-test

Column 1

각종 유산균의 종류와 특색

요즈음 국민의 건강지수가 높아짐과 함께 건강 유지와 질병 예방을 목적으로 한 기능성 식품으로서 프로바이오틱스가 주목받고 있다. 프로바이오틱스란,

- **장내세균총의 개선과 정장 작용**
- **면역활성화 작용과 알레르기 억제 효과**
- **항변이원성과 항암성**
- **설사, 변비 개선 효과**
- **혈중 콜레스테롤 저하 작용**
- **병원균에 대한 길항 작용**
- **기타 효과(구강위생 개선 작용, 파일로리균 발육 억제 작용)**

등의 효과가 기대되어 여러 가지 연구가 전 세계에서 진행되고 있다.

그 중에서도 가장 일상적인 프로바이오틱스라고 하면 현재 시장에서 통용되고 있는 약 7,500종류의 요구르트가 있고, 그 외에도 식품과 의약품 중 유산균 함유제제 등이 있다. 이것들에 사용되고 있는 유산균도 여러 종류가 있고, 그 특성도 다양하다. 주요한 유산균 중에서도 증명된 프로바이오틱스를 표로 나타내 보았다.

표

균속	균종	특징, 면역 조정 작용
유산간균	*L. acidophilus*	호중구나 단구의 탐식기능 항진
	L. casei	NK세포 활성 증가
	L. gasseri	파일로리균 억제
	L. rhamnosus	아토피성 피부염의 염증 완화, 감염증 예방
	L. salivarius	구강 치태 형성균의 억제
	L. reuteri	유아산통, 감염증의 예방(파일로리균, 구강세균의 억제)
비피더스균	*B. breve*	로타바이러스에 대한 IgA생성량 증가
	B. bifidum	알레르기성 질환 억제
	B. lactis	아토피성 피부염의 염증 완화, 탐식 활성
장구균	*E. faecalis*	정장작용, 면역 활성화 작용
	E. faecium	정장작용, 면역 활성화 작용

이와 같이 많은 프로바이오틱스가 시장에서 유통되고 있으나, 프로바이오틱스를 고를 때에는 주의가 필요하다. 프로바이오틱스의 대부분은 균종명만 표시되어 있고, 그 균종에 파생하는 균주명까지 표기되어 있는 것은 드물다. 그러나 프로바이오틱스는 균주에 의해 특성이 크게 달라져, 균종 수준에서의 비교는 별로 의미가 없다. 예를 들면 같은 개'종'이라도 도베르만'주'와 치와와'주'는 그 체격, 운동능력 등에서 큰 차이가 있는 것과 같이, 프로바이오틱스도 *L.reuteri*'종' DSM17938'균주'와 같이 균주 수준의 특성까지 고려하여 골라야 한다.

(요도에 코타로)

3 노인의학과 구강관리에 있어서의 프로바이오틱스의 가능성과 응용

다나카 마키

후생노동성의 2013년의 인구동태조사에 따르면 일본인의 사망 원인 1위가 암, 2위가 심장질환, 3위가 폐렴이다(그림 1). 폐렴으로 사망하는 사람의 비율은 매년 증가하여(그림 2), 90% 이상이 75세 이상의 고령자이며, 90세 이상에서는 사망 원인 2위까지 순위가 올라간다. 이 폐렴의 원인 중 대부분이 오연성 폐렴으로 노화에 따라서 일어나는 생리적 변화나 뇌혈관 장애, 신경전달물질의 감소 등에 의해 기침반사와 연하반사의 기능이 저하되어 오연이 일어나 세균이 타액과 함께 폐에 흘러들어(불현성 오연), 폐 속에서 세균이 증식하여 폐렴을 일으키는 것이다. 고령자는 침 분비량이 저하되어 구강 내의 상주균과 *Candida albicans*(캔디다균) 등의 진균이 증가[1]하므로, 애당초 구강 내의 세포수가 증가하여 있고 감염저항력이 저하된 허약한 고령자에게는 캔디다폐렴 등도 일으킨다.

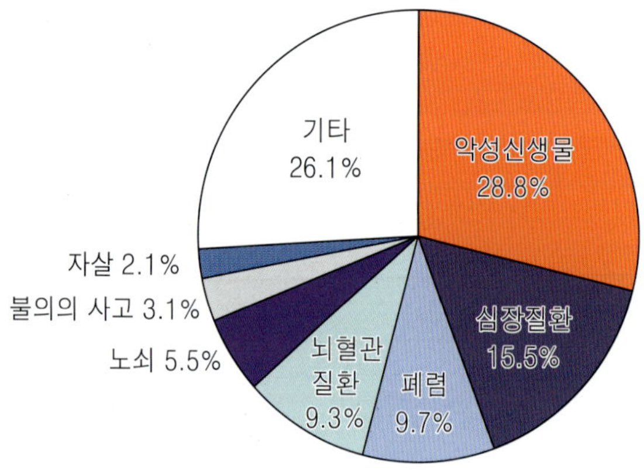

그림 1. 일본인의 사망 원인. (후생노동성, 2014년)

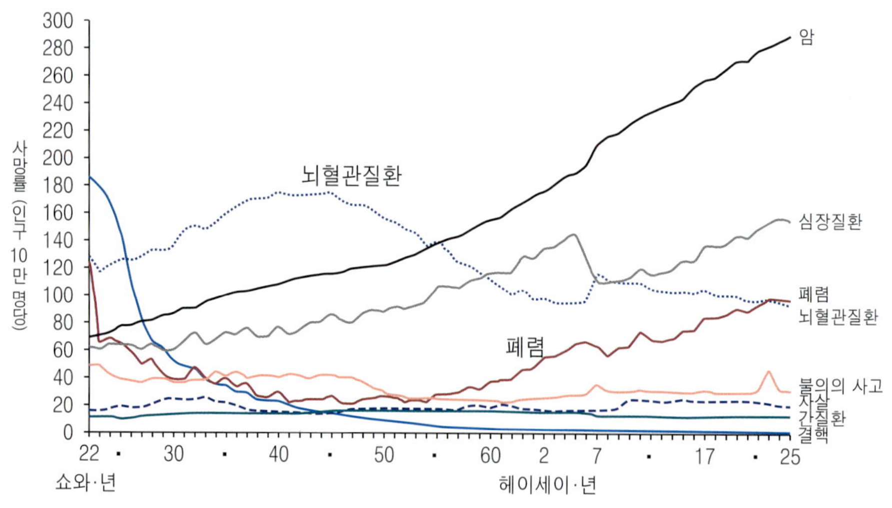

그림 2. 사망 원인의 추이. (후생노동성, 2014년)

식도 캔디다증도 고령자에 많은 질환 중 하나로, 식도 캔디다증에 걸린 고령자 300명에게 프로바이오틱스가 들어간 치즈를 섭취군과 미섭취군으로 나누어 조사를 진행하였다. 프로바이오틱스가 들어간 치즈 섭취군은 구강 내의 캔디다균의 균량이 30%로 나타났고, 타액분비량 저하에 의한 구강건조증이 경감하였다고 보고되고 있다.[2)]

프로바이오틱스가 첨가된 보조제를 섭취함에 따라 고령자의 세포성 면역기능이 개선되는 것이 알려져 있고,[3)] 경구섭취한 프로바이오틱스가 장관 관련 림프조직(gut-associated lymphoid tissue; GALT)을 자극하여, 항체생성세포가 침샘에 도달하여 항체를 침과 함께 구강 내에 분비하는 것에 의해 캔디다균의 균량이 감소하는 것으로 생각되고 있다.[4-6)] 프로바이오틱스를 이용한 고령자의 세포성면역의 활성화에 관한 보고는 많고, *Lactobacillus casei*를 포함한 요구르트를 먹은 고령자에서는 겨울철의 감염증 이환기간과 발열증상이 먹지 않은 고령자보다도 경감한다는 유명한 임상시험도 있다.[7)]

재택 고령자의 7%는 저영양이고, 80세 이상이 되면 두 배로 늘어난다고 한다. 장관의 위축 등에 의한 장관면역의 저하와 균체독소의 생성, bacterial translocation(BT)이 일어나기 쉬우나 이러한 병태에 대해서도 프로바이오틱스에 의한 영양의 개선이 유효하다고 알려져 있다.[8-10)] 또한 고령자는 장기의 노화와 복용약물, 생활습관, 식습관 등이 원인으로 변비가 일어나기 쉽고, 변비는 고령자에서 많이 보이는 증상이다. 이 변비의 예방·개선에도 프로바이오틱스가 유용하다고 많이 보고되고 있다.[11-12)]

이처럼 프로바이오틱스를 경구섭취하면 치주질환과 치아우식이 예방될 뿐만 아니라 고령자의 구강 내 환경과 면역기능이 개선된다.

10대 사망 원인 순위 및 사망률, 2016년

순위	사망 원인	사망률
1	악성신생물(암)	153.0
2	심장 질환	58.2
3	뇌혈관 질환	45.8
4	폐렴	32.2
5	고의적 자해(자살)	25.6
6	당뇨병	19.2
7	만성 하기도 질환	13.7
8	간 질환	13.3
9	고혈압성 질환	10.6
10	운수사고	10.1

5대 사망 원인 사망률 추이, 2006~2016년

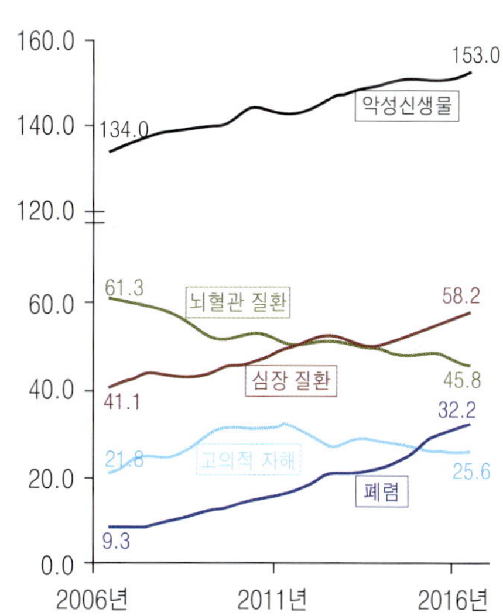

자료: 통계청

그림 3. 한국인의 사망 원인의 추이

Column 2

의료에 이용되는 유산균제제

의료에 이용되는 유산균제제는 여러 종류가 있으나, 프로바이오틱스 의약품은

1. 의료용 의약품

a. 장내 미생물총의 이상에 의한 여러 증상의 개선

b. 항생물질, 화학요법제에 의한 장내세균총의 이상에 의한 여러 증상의 개선

2. 일반용 의약품(제3류 의약품)

정장제, 성장성분배합제

3. 신범위 의약부외품

원래의 일반 의약품을 구분이행(정장제로서의 효능은 일반 의약품과 동등)으로 분류하여, 각각 일본 약사법과 관련 법규에 따라 심사를 거쳐 승인·허가되어 있다. 유산균제제의 분류를 살펴보면 다음 표와 같다.

표

분류	구분	제품명	제형	균종
1	a	비오페르민	산제	*E. faecalis, B. subtilis*
		비오페르민 정제	정제	*B. bifidum*
		락크비 미립L	산제	*Bifidobacterium*
		비오락티스 산	산제	*L. casei*
	b	비오페르민R	산제	*St. faecalis*
		비오페르민R정	정제	*St. faecalis*
		락크비R	산제	*B. longum*
2		더 가드코와 정장정	정제	*B. subtilis natto, Lactomin*※
		가스피탄	츄어블정	*Lactomin (E. faecalis, L. acidophilus), Bifidobacterium*
		판실론N10	정제	*Lactomin (E. faecalis, L. acidophilus), Bifidobacterium, B. subtilis natto*
		타다위산정장약	정제	*Bifidobacterium, Lactomin (L. gasseri), Butyric acid bacteria*
3		신 비오페르민S정	정제	*Bifidobacterium, E. faecalis, L. acidophilus*
		판크라민정	정제	*B. coagulans*
		신 락크톤A정	정제	*Bifidobacterium, Lactomin (E. faecalis, L. acidophilus)*

※ *Lactomin: E. faecalis, E. faecium, L. acidophilus,* 혹은 *L. bulgaricus*의 복합유산균제제

한편 의약품은 아니지만 *L.reuteri*와 *L.rhamunosus* GG 등 풍부한 연구를 기반으로 의료분야에서 이용되고 있는 프로바이오틱스도 있다.

역주: 한국의 의약품, 건강기능식품, (일반건강)식품 구분과 각종 사항

구분	의약품	건강기능식품	(일반건강)식품	
			(일반)식품	축산물가공식품
소관 법률 (소관부처)	약사법 (보건복지부)	건강기능식품법 (보건복지부)	식품위생법 (보건복지부)	축산물위생관리법 (농림수산식품부)
제조 허가	제조업 허가 (식약청)	제조업 허가 (식약청)	제조 가공업 신고 (시/군/구)	가공업 허가 (시/군/구)
유통/판매	약국 개설등록 판매업 허가	판매업 신고(○)	판매업 신고(×)	판매업 신고(×)
표시/광고	허가된 효능·효과 (유효성) 기재	인정된 범위 내에서 기능성 표시 허용	허위표시, 과대광고가 아닌 범위 내 유용성 표시 허용	허위표시, 과대광고가 아닌 범위 내 유용성 표시 허용
	사전심의(○)	사전심의(○)	사전심의(×)	사전심의(×)
위생/품질	GMP(의무)	GMP(권고)	HACCP(권고)	HACCP(권고)
부작용 관리	부작용 보고	부작용 보고	해당 없음	해당 없음

프로바이오틱스 의약품이나 식품이나 작용 메커니즘은 배합되어 있는 균주가 소화관에 정착하여 소화관의 미생물총의 정상화를 꾀하는 것이지만, 사용된 균주는 아래의 기준을 만족할 필요가 있다.

1. **인체유래**
2. **위산과 담즙산에 대한 내성**
3. **소화관 내에서의 집락 형성 능력**
4. **병원균에 대한 길항작용**
5. **가공, 보존 시의 생균으로서의 안전성**
6. **유전적으로 안정되어 플라스미드(약제내성)를 전달하지 않음**
7. **부작용, 유해현상이 없고, 안전성이 확인되어 있음**
8. **과학적인 근거에 기초한 건강상의 효과**

또한 프로바이오틱스라고 해도 균주에 따라서는 면역기능이 저하되었을 경우, 균혈증, 패혈증, 더욱이 다장기부전을 초래할 가능성과 파일로리균 등을 역으로 증식시키는 균주도 있으므로, 프로바이오틱스를 선택할 때에는 균주의 특성을 충분히 고려할 필요가 있다.

(요도에 코타로)

2. 의료 전반의 프로바이오틱스 테라피

1 구강에서 시작되는 장관과 면역 및 신경계의 관계

코지마 쓰네노부

호흡기와 소화기는 항상 세균과 바이러스 등의 병원미생물에 노출되어 있다. 그로 인해 사람에게는 외래항원에 대비하기 위한 점막면역이라는 특수한 면역계가 발달되어 있다.

가장 처음 외래로부터의 침습을 받는 구강은 중요한 면역기능의 하나로, 침 속에 항체, 대식세포, 림프구 등의 면역계 물질이 존재하고, 그 중에서도 항체는 대부분 장관에서 생성되어 침 속으로 옮겨진다. 입과 장은 서로 밀접하게 연계하여 방어기전을 발휘하고 있다.

우선 구강 내의 면역계로, 침샘에서 분비되는 타액에 의한 면역시스템과 구강점막에서 야기되어 소속 림프절을 포함하는 자연면역, 실행조직에 의한 항체생성의 획득면역이 있다. 이 '내부인 외부'를 지키는 점막면역 중에서도 장관면역계는 면역세포의 60~70%가 집적되어 있는 체내 최대의 림프면역조직이다. 이들의 숙주면역계는 장내세균과 음식물항원, 병원미생물과의 상호작용에 의해 발달·진화되어 왔다고 생각되고 있으며, 페이에르판, 림프절 등 유도조직과 점막고유층과 점막상피 등의 실행조직이 존재한다. 페이에르판은 점막세포 등에서 관강의 항원을 거두어 들여 수상세포와 대식세포 등의 항원제시세포를 통하여 항원특이적인 T세포, B세포의 분화를 유도한다. 이들 항원특이적인 림프구는 일단 혈류를 흘러 실행조직의 장관점막에 호밍(귀착·정착)하여 면역작용을 발휘한다. 장내세균은 Treg세포의 분화와 증식에 관여하는 것으로 장관면역계의 항상성 유지에 기여하고 있다(그림 1).

한편 뇌 등 신경계와의 관계가 명확해져 있는 장내 미생물총은 신경전달물질의 합성과 뇌로의 운반에 중요한 역할을 담당하고 있다. '행복물질'이라 불리는 세로토닌(환희, 쾌락, 의욕 등에 관련), 도파민(식욕, 기력 등에 관련)이라는 뇌에 중요한 신경전달물질의 전구체(트립토판, 페닐알라닌, 티로신이라는 필수 아미노산)의 생성과 그에 필요한 비타민 B6, 엽산, 나이아신 등의 비타민류의 합성도 담당하고 있다. 이들 전구체는 뇌혈액관문을 통과하여 뇌로 운반된다(p.33 그림 1 참조).

최근의 연구에 의해 세균과 바이러스에 의한 장내감염에 의해서 초래되는 장내면역계의 파탄과 장내 미생물총의 이상은 뇌혈액 barrier의 파탄을 통해 유해대사물질의 과생성, 프로피온산 등에 의한 신경세포 미토콘드리아의 기능이상부전, 아데노신 3인산(adenosine triphosphate; ATP) 부족이라는 상태를 초래하여 뉴런, 시냅스의 기능저하에 의해 여러 가지 신경이상을 일으키고 다양한 전신증상과 정신질환에 미치는 것으로 여겨지게 되었다(장관–뇌 축, gut–brain axis).

예를 들어 장내 미생물총의 이상이 자폐증 발병의 환경요인이라는 보고와 세로토닌 부족에 의한 우울증, 세로토닌에서 변화하는 멜라토닌이 관여하는 불면증 등의 보고도 많다.

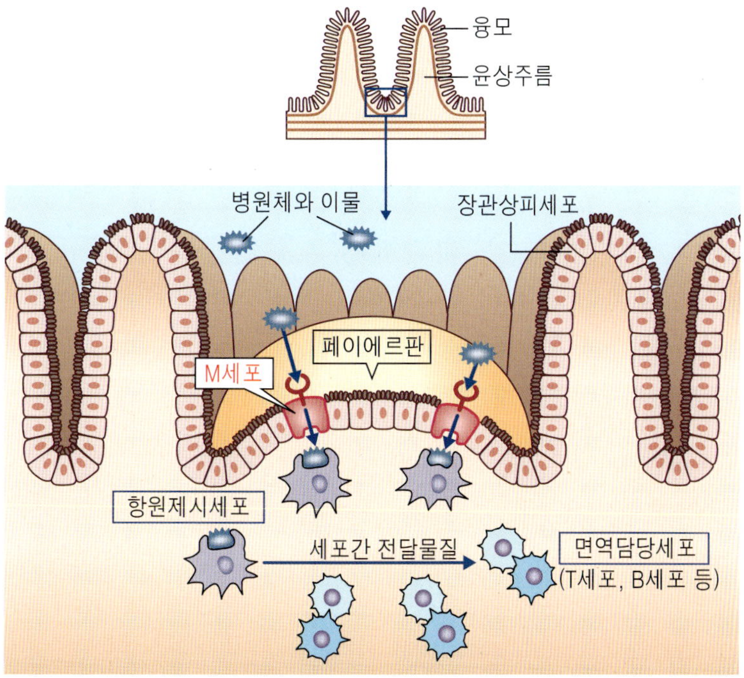

그림 1. 장관면역을 담당하는 페이에르판. (카루비사 자료에서 변경)
장관은 생체의 모든 면역세포 중 60~70%가 존재하고 있는 최대 면역기관이다. 이를 장관면역이라고 한다. 거기에서 중요한 역할을 하는 것이 융모 사이에 있는 페이에르판이다. 페이에르판에는 항원을 체내에 받아들이는 세포인 M세포가 존재하고, 그 심부에는 항원제시세포, 면역담당세포가 집합하여 있어 장관내의 항원에 대해서 장관면역을 일으킨다.

【장관면역응답의 흐름】
① M세포가 병원균과 이물을 포착
② 포착물을 항원제시세포(수상세포, 대식세포 등)에 전달
③ 수상세포 등이 포착물을 받아들여 분해하고, 세포 간 전달물질(사이토카인)을 통해 T세포(T림프구)에 제시함
④ T세포가 활성화되어 면역의 주역인 B세포(B림프구)에 지령을 전달
⑤ B세포는 림프관을 통하여 전신에 퍼진다.

2 비만과 장내 미생물총

요시노 토시아키

장내 미생물총은 최근 비만과도 큰 관련이 있는 것으로 알려졌다. 치주질환세균과 같이 장내세균도 혐기성균이 대부분이며, 현재는 검사동정이 구강 내보다 시료채취하는 것 이상으로 어려워 연구가 별로 진행되지 않았다. 최근의 유전자해석기술의 발전에 의해 많은 것이 알려졌으므로 아래에 기술한다.

Gordon 등에 의하면 비만 쥐와 정상 쥐의 장내 미생물총을 16S rRNA계통 해석에 의해 비교한 결과, 비만 쥐는 정상 쥐에 비하여 *Bacteroides*속(박테로이데스)이 적었다.[1] 그리고 무균 쥐에 비만 쥐, 정상 쥐 양쪽의 장내세균을 이식하였더니, 정상 쥐보다도 비만 쥐의 장내세균을 이식한 쪽이 유의하게 체중이 증가하였다.

또한 무균 쥐는 보통 쥐와 비교하여 체지방의 축적이 적다. 하지만 무균 쥐는 에너지섭취량이 많으며, 에너지소비량이 적다. 수명도 길다. 이러한 점에서 장내세균이 비만에 관여할 뿐 아니라 에너지 획득은 대사기능에도 영향을 주는 것을 알 수 있다.

어째서 비만 쥐의 장내세균을 이식하면 살이 찌는 것일까? 또 왜 박테로이데스의 감소가 비만에 관여하는 것일까? 그 의문을 푸는 키워드는 '박테로이데스'와 '단쇄지방산'이다.

지방산이나 지방을 구성하는 성분의 하나로 탄소수가 6개 이하의 것을 '단쇄지방산'이라 부르고, 초산, 프로피온산, 부틸산 등이 포함된다. 덧붙여 탄소수가 적을수록 보슬보슬한 질감이 된다(말에서도 액상의 것을 '유(油)', 동물의 비계 같은 고형의 것을 '지(脂)'로 구분하여 이들을 아울러 '유지'라고 한다). 이 단쇄지방산은 항염증 작용을 하고 에너지원이 되는 등 생물에 있어서 중요한 것이며 사실은 장내세균이 만들어내는 것이다. 단쇄지방산은 경구섭취도 물론 가능하나 장내까지 그대로의 형태로 이동하는 것은 어렵고, 장내세균에 의해 만들어지는 것이 중요하다.

그리고 박테로이데스가 생성하는 것도 단쇄지방산이며, 이것이 비만을 막고 있는 것이다. 실제로 저자들이 시행하고 있는 장내 미생물총 검사에서도 증례 수는 적지만 비만 환자는 박테로이데스가 적은 경향이 있는

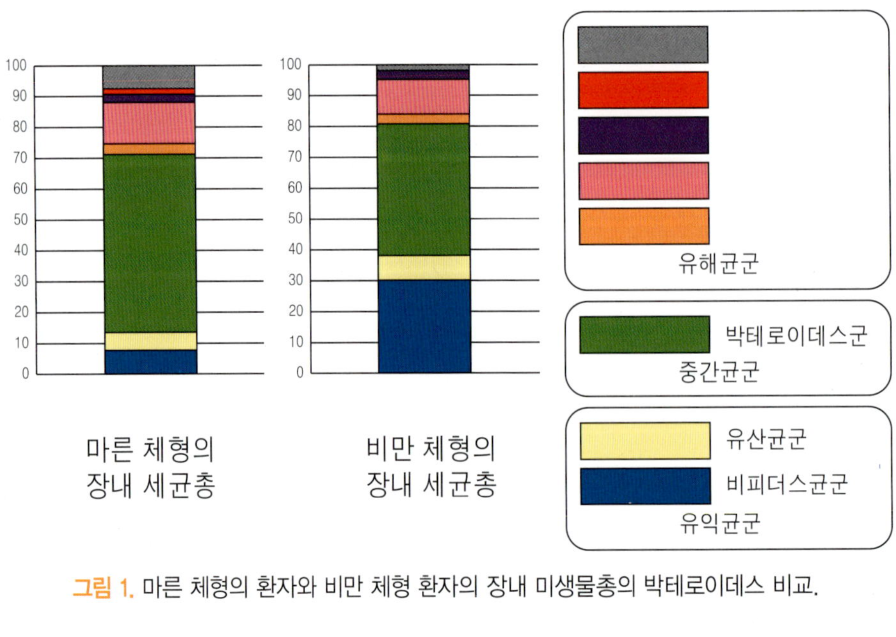

그림 1. 마른 체형의 환자와 비만 체형 환자의 장내 미생물총의 박테로이데스 비교.

것을 알 수 있다(그림 1).

즉, 쥐를 사용한 실험에서는 비만 쥐에서 채취한 박테로이데스가 적은 장내 미생물총 조각을 이식했기 때문에 정상 쥐가 급속하게 살이 찐 것으로 추측된다.

원래 비만이란 어떤 상태인가 하면 생체의 지방세포가 지방을 받아들이는 일이다. 즉, 지방세포가 혈관을 흐르는 혈액 중의 지방을 받아들이기를 계속하여 점점 거대화하는 것이 비만의 원인이라고 한다. 장내의 박테로이데스가 생성한 단쇄지방산은 장에서 흡수되어 혈액 속에 들어가면 전신의 혈관을 경유하여 신체의 구석구석까지 옮겨진다. 그러면 단쇄지방산은 지방세포에 작용하여 지방을 받아들이는 것을 억제한다. 즉, 여분의 지방의 축적을 억제하는 것으로 비만을 막고 있는 것이다.

단쇄지방산에는 다른 역할도 있다. 근육 등에 작용하여 지방을 연소하는 작용이다. 이러하듯 '지방의 축적을 방지함'과 '지방의 연소'라는 두 가지 작용에 의해 비만을 막아주고 있던 것은 장내의 박테로이데스인 것이다.

3 정신질환과 장내 미생물총

요시노 토시아키

장내 미생물총의 개선이 설사와 변비 등의 위장증상은 물론이고 면역계에도 좋은 영향을 미치는 것으로 알려져 있다.

그동안 정신적인 문제는 뇌나 뇌혈관계의 문제라고 생각되어 왔다. 그래서 내과적인 정신치료제에 의한 투약치료, 인지행동요법과 작업요법, 혹은 순환기개선제 등으로 정신질환의 치료가 진행되어 왔다. 하지만 우울·불안상태와 질환, 자폐증이라는 발달장애 등과 위장의 상태 및 장내 미생물총이 관여되어 질환이 생기거나 악화되거나 하는 가능성이 있는 것이 현재 알려지고 있다.[1)]

예를 들어 우울증의 원인 중 하나인 뇌내 세로토닌 부족(세로토닌이 뇌내에 거의 존재하지 않음)을 들 수 있다. 지금까지 뇌내 호르몬인 세로토닌은 뇌에서 분비된다고 생각되어 왔으나, 실제로는 세로토닌의 90%는 장에 존재하고, 뇌내에 존재하는 양은 겨우 2%에 불과하다는 게 알려졌다. 세로토닌은 트립토판이라는 필수아미노산이 5-하이드록시트립토판(5-HTP)으로 대체되어 장내세균의 움직임에 의해 뇌로 보내진다(그림 1). 세로토닌은 '행복 호르몬'이라고도 불리며, 환희나 쾌락을 전달하여 행복감을 느끼는 뇌내물질이며, 사람의 정신활동에 크게 관여하고 있다. 장내 미생물총이 불량하여 이들을 분비하는 장내세균이 존재하지 않으면 세로토닌 등의 뇌내물질을 만들어낼 수 없게 되는 것이다.

따라서 과민성 대장증후군 등 '스트레스로 설사를 일으키는' 질환에 있어서도 '뇌가 장을 조절하고 있다'가 아닌, '장이 뇌를 조절하고 있다'의 가능성이 있다고 할 수 있다. 그것은 뇌를 움직이고 있는 신경전달물질의 기초를 만드는 것이 장이기 때문이며, 우울증이라는 것은 뇌의 신경전달물질인 세로토닌과 도파민이 부족하여 생기는 질환이기 때문에 그것을 장내세균이 만듦에 따라 뇌에 영향을 미쳐 우울증이 개선된다고 생각할 수 있는 것이다. 사실 중증 우울증 환자에게 대변이식을 시행하여[2)] 장내 미생물총을 개선하여 우울증의 치료에 성공하였다는 보고가 있다.

현재 정신질환의 치료는 발달한 약제에 의한 약물요법이 주체를 이루고 있지만, 약물요법이 확립되기 이전

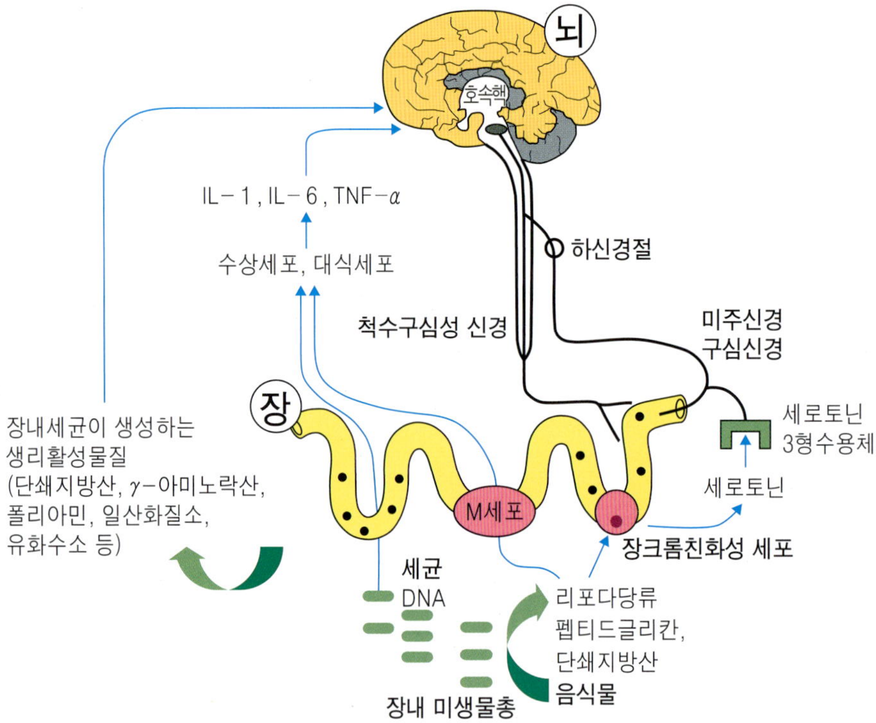

그림 1. 세로토닌과 뇌·장의 관계. (스도우 노부유키, 2009[2]에서 변형)
장내 미생물총에 의해 생성되는 세로토닌은 뇌에서 생성되는 양보다 압도적으로 많고, 세로토닌의 90%는 장에 의해 생성된다.

의 1910년에 멜랑꼴리 친화형 우울증 환자에게 유산균을 투여하여 18례 중 11례가 개선되었다는 보고가 최초이다.

근래에는 대조군을 설정한 개입연구가 많이 진행되고 있고, 프로바이오틱스 섭취에 의한 우울상태의 개선뿐 아니라 자각적 스트레스의 유의한 개선이 인정된다는 보고도 다수 보고되고 있다.

또한 프로바이오틱스 함유 요구르트의 섭취가 감정자극에 의한 뇌 활동에 미치는 영향에 대해서 기능적 MRI를 활용하여 보고하고, 프로바이오틱스 섭취는 감정과 내장감각과 관련한 뇌영역에서 불안 야기에 대한 반응성 감소와 관련된 것을 보고하고 있다.

이와 같이 장내 미생물총과 정신질환은 관련이 깊다는 것이 나타나고 있다. 구강 내도 포함하여 장관의 세균 미생물총의 연구와 치료의 발전이 앞으로도 기대된다.

4 암과 장내 미생물총

요시노 토시아키

소화기인 위의 암과 *Helicobacter pylori*(파일로리균)과의 관계는 유명하다.

파일로리균에 의한 암 발병은 본래 파일로리균의 것이 아닌 외래성 유전자군이 존재하고 있고 이 외래성 유전자군(pathogenicity island; PAI)이 병원성을 가지고 있다는 메커니즘이다. 파일로리균의 PAI 내에는 세포공포화 독소관련 단백A(CagA)의 유전자가 존재하고, 이를 'cagPAI'라고 부른다. 이 cagPAI를 가진 균주의 감염이 십이지장 궤양, 위암과 관련되어 있다는 것이 보고되고 있다.[1] PAI는 병원성 대장균 등 많은 그람음성균에 공통된 현상이다.

이와 같이 장내 미생물총과 그 유전물질의 총칭을 '마이크로바이옴'이라 하고 이 마이크로바이옴의 항상성이 파탄으로 인해 암을 포함한 각종 질환이 발병하는 것으로 알려져 있다. 장내 미생물총은 유익균, 유해균과 중간균의 비율이 2 : 1 : 7 상태가 정상이라고 한다. 유해균이 우위에 서면 *Clostridium perfringens*(웰치균), *Escherichia coli*, *Veillonella* 등이 활성화되고, 각종 발암성 물질을 발생시키는 것이 알려져 있다.

또한 암을 일으키는 장내세균이 새롭게 일본에서 발견되었다. 암 연구회 아리아케병원의 하라 에이지 등은 암을 일으키는 장내세균을 발견하여, 특히 비만으로 증가하는 *Clostridium Ariake*-1105균(아리아케균)이 생성하는 2차 담즙산 DCA가 세포노화를 통해 발암에 이른다고 발표하였다.[2] 이 DCA는 노화를 촉진할 뿐 아니라 노화한 세포가 주위에 발암성 물질을 생성해내어 암 발생을 촉진한다. 파일로리균과 같이 직접적이 아닌 원격적으로 하는 것이지만, 장내 미생물총이 암 발생에 관여하고 있는 것이다.

한편, NATTS균은 전립선암을 예방하는 균이다. 항암제인 시크로포스파미드(cyclophosphamide; CPA)와 플래티넘계 항암제가 성공하려면 정상적인 장내 미생물총 등 세균 조절에 의한 암 예방 가능성도 시사되고 있다.

향후 장내 미생물총의 조절이 암 예방과 그 치료를 위해서 적극적으로 행해질 것이다.

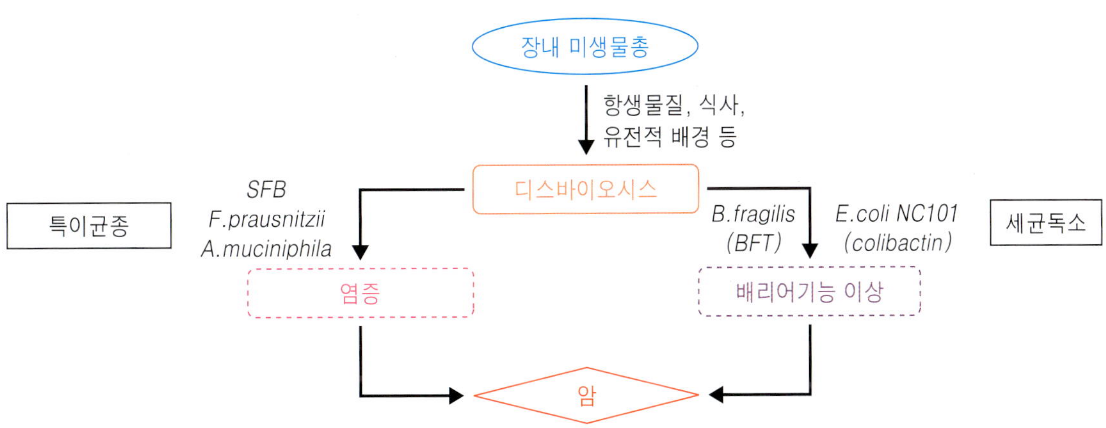

그림 1. 암과 장내세균의 관계.
장내 미생물총 구성의 균형이상인 디스바이오시스에 의해 *E.coli* 등이 생성하는 독소 작용에 의해 배리어 기능이상 등이 일어난다. 또한 SFB, *F.prausnitzii* 등은 항염증 작용과 관련되어 있다. 이것에 의해 암의 발병이 일어난다.

5 자가면역질환과 장내 미생물총

요시노 토시아키

장내 미생물총과 면역은 큰 연관을 가진다. 장의 면역이란 히드라나 말미잘 같은 강장동물의 원시적인 단공 소화기의 면역에 유래한다. 음식물은 비자기(외부물질)이기 때문에 기본적으로 모두 면역에 걸려버린다. 하지만 그러면 영양을 섭취할 수 없으므로 생물은 음식물을 소화분해하여 최종적으로 포도당, 아미노산, 지방산 등으로 체내에 흡수한다.

면역학적으로는 소화라는 과정은 다량으로 생체에 들어온 음식물이라는 비자기물질의 항원으로써의 기능을 상실하게 하는 과정이다. 하지만 사람은 말미잘과 같이 입구와 출구가 하나가 아니고, 구강(입구) ~ 식도 ~ 위 ~ 장 ~ 항문(출구)이라는 소화시스템을 가지기 때문에 구강으로 들어온 단백질이 항원이 되어 구강 내에서 면역반응이 일어나면, 그 후의 소화흡수가 불가능하게 되므로 구강점막은 과민한 면역반응을 억제하고 있다. 이것을 '경구면역관용'이라고 한다.

이 경구면역관용을 억누르는 것이 항체이다. 침에는 분비형 lgA(면역 글로불린A, immunoglobulin A)가 포함되어 점막의 상피세포를 통해 침입하고자 하는 미생물에 대하여 체내로의 침입을 저지한다. 이는 소장 등 다른 소화기에서도 동일하고, 점막 중에는 자기와 비자기를 항상 식별하고 지나치게 늘어난 세균을 체외로 배설하거나 장점막을 뚫고 체내에 침입하려는 세균을 배제하거나 하여 생체를 감염으로부터 보호한다. 이것이 '장관면역'이다.

장관에는 체내의 모든 면역세포 중 60~70%가 존재하여 체내 최대의 면역조직을 구축하고 있다. 소장내 다수의 융모 사이에는 돔 형태의 페이에르판이 있고 여기에는 면역세포가 모여 있다. 그곳에는 'M세포'라는 항원을 체내로 받아들이는 세포가 존재하고 있다. 더욱이 그 밑에는 항원제시세포와 면역담당세포가 집합하여 있어 장관내의 항원에 대해서 장관면역응답을 일으킨다.

그런데 이 장관면역에는 장내 미생물총이 영향을 준다. 분비형 lgA는 미생물을 공격할 뿐만 아니라 생체에 필요한 장내세균에 부착하여 소장의 점막층에 흡수되어, 이를 선별하여 상주균으로 만든다. 즉, 구강에서는 경구면역관용 상태에서 장에 필요한 세균을 lgA가 선별하고 장의 상주균으로 만든다는 가능성이 있다. 말하자면 구강도 포함하여 일련의 장관에 있는 세포면역에 영향을 미치고 있는 것이다.

동물실험 모델에서는 다발성 경화증, 뇌 척수염 등의 자가면역질환과 장내 미생물총과의 관계가 제시되어 있다. 예를 들면 뇌 척수염의 자연발병 모델의 형질전환 쥐의 실험에서, 쥐를 무균상태에서 사육하면 마비증상은 나타나지 않으나 장내 미생물총을 투여하면 증상이 나타난다.

류마티스에서는 구강으로는 *P. gingivalis*가, 장내 미생물총에서는 *Bifidobacterium, Bacteroides Porphyromonas-Prevotella group, B.fragilis subgroup, Eubacterium rectale-Clostridium coccoides* group의 감소가 보고되고 있다.[1,2]

알레르기에서는 임산부 1,223명을 대상으로 출산 전에 2~4주간 프로바이오틱스를 산모에게 투여하고, 출산 후에는 산모와 같은 프로바이오틱스나 위약을 6개월간 아이에게 투여한 결과, 프로바이오틱스군에서는 immunoglobulin E(lgE) 관여의 알레르기성 질환은 0.71배가 되고, 습진이 0.74배, 아토피성 습진은 0.66배가 감소하여, 락토바실러스나 비피도박테리아가 많았다.

또, 미생물에 접촉하면 알레르기가 억제된다는 관계도 보이며[3] 어느 연구에서는 손으로 설거지를 하는 아동은 식기세척기를 사용하는 아이보다 알레르기가 반감하였다는 보고와 발효식품을 먹는 양을 늘릴수록 알레르기가 줄어든 예, 농장에서 직접 구입한 것을 먹는 양이 늘어날수록 알레르기가 줄어든 예 등의 보고가 있다. 필요 이상으로 청결하게 하는 것이 알레르기를 포함한 면역질환이 일어나는 가능성도 있다는 것을, 의료인으로서나 특히 출산에서 발육기까지의 자식을 가진 부모로서 알아 두어야 한다.

6 소아·산부인과 영역과 프로바이오틱스

요도에 코타로

1) 영유아의 장내 미생물총

프로바이오틱스 중에서도 *L.*루테리균은 사람의 탄생 이전부터 포유류의 소화관에 상주하며 사람의 탄생과 함께 진화해 온 유익균 중 하나이다. 프로바이오틱스의 작용기전과 효과는 다방면에 걸치지만, *L.*루테리균 등은 소화기운동을 촉진하는 것이 확인되어 있고 루테린과 같은 항균물질, 유산, 초산을 생성하여 소화관내의 미생물총에 영향을 주어 소화관내의 기타 유익균의 증가를 촉진하며 병원균의 증식을 억제하는 기능이 있다. 추가로 상피의 장벽기능을 높이는 면역응답을 개선함에 따라 점막구조를 강화한다고 생각할 수 있다.[1]

태아의 소화관은 산모의 태내에 있을 때는 무균이며 분만 시에 처음으로 미생물과 접촉하나 분만방식에 따라 획득하는 미생물의 종류가 다르다. 자연분만의 경우는 산모 산도의 DöDerlein's bacillus(되데를라인간균: 유산간균군) 등을 획득하므로 유산간균 및 비피더스균 등의 유익균이 최초로 집락을 형성한다. 한편 제왕절개의 경우는 산모의 피부에서 상주균을 획득하므로 제왕절개로 출산한 유아에 있어서의 유익균 증식은 자연분만 유아보다 늦고 그 결과 건강상의 큰 문제가 야기될 가능성이 있다.[2] 그리고 신생아의 장내 미생물총은 생후 2년만에 거의 성인과 동일하게 형성된다.

2) 산부인과 분야에서의 프로바이오틱스 응용

임신 중에는 호르몬의 영향으로 구강 내의 미생물총이 변화하여 치은염과 치주질환에 걸리기 쉬워 조산이나 저체중아 등의 위험을 높이는 것이 지적되고 있다. 하지만 치료를 위해서 항생물질을 사용하는 데에는 주의가 필요하고, 특히 임신 16주 이후의 안정기에 들어서기까지는 최대한 사용을 자제할 필요가 있다.

이와 같은 경우에는 프로바이오틱스의 이용이 고려되나 그 중에서도 *L.*루테리균을 사용하는 것으로 임신 중의 치은염(그림 1-1)과 치태의 부착(그림 1-2)을 개선하는 연구[3]와 임신 중에 *L.*루테리균을 사용하는 것으로 모유의 질을 개선(그림 2)한 연구[4]가 보고되어 있다.

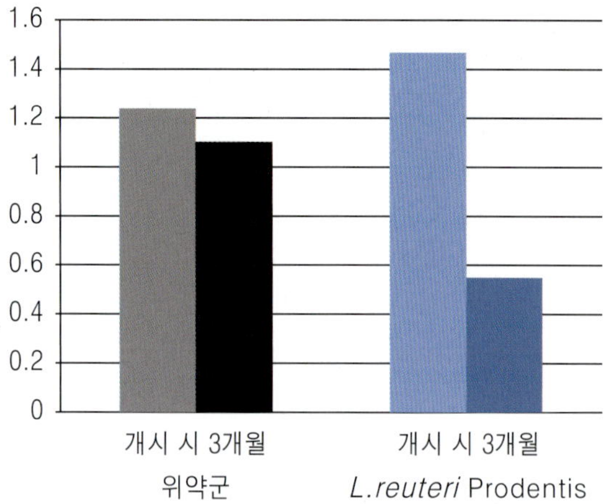

그림 1-1. 임신 중 치은염의 개선. (Kleinhans 등의 발표[3]에서 발췌)

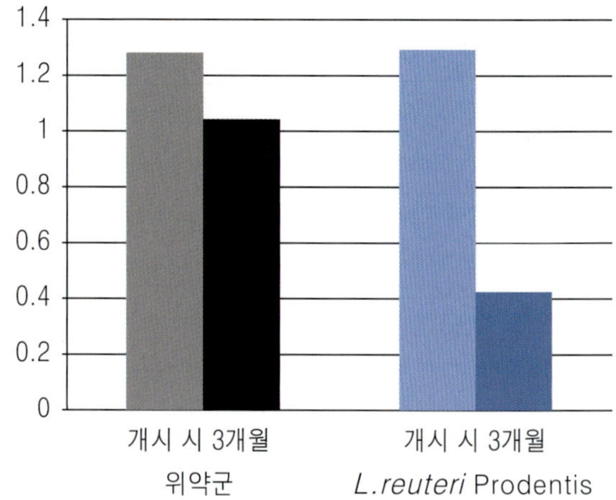

그림 1-2. 임신 중 치태 부착 개선. (Kleinhans 등의 발표[3]에서 발췌)

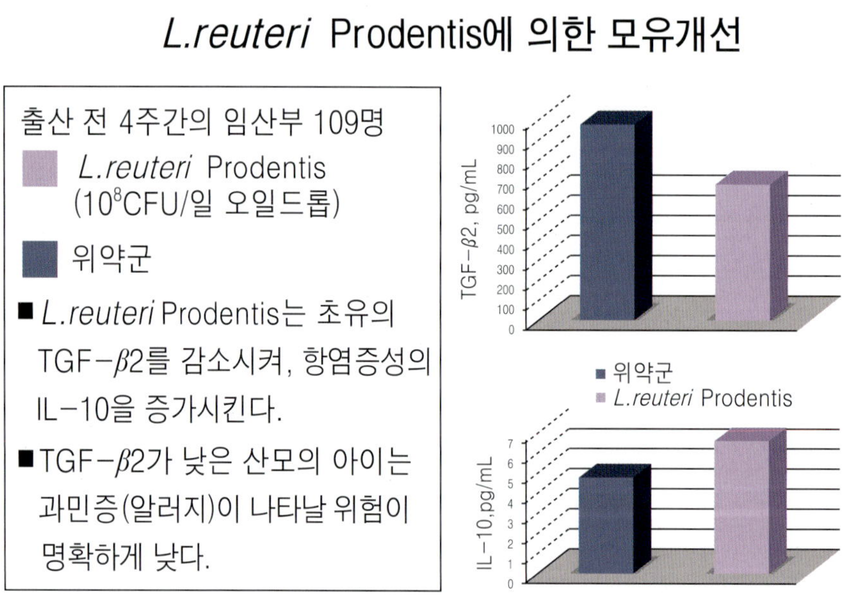

그림 2. L.루테리균에 의한 모유의 유질 개선. (Bottcher 등, 2008[4]에서 발췌)
초유의 TGF-β2의 저하는 항염증성의 IL-10을 증가시킨다. TGF-β2가 낮은 산모의 아이는 알레르기가 나타날 위험이 낮다.

3) 소아과 분야에서의 프로바이오틱스 응용

영유아에 있어서 *L.*루테리균의 안정성과 현저한 유효성은 집중치료실의 초저체중아를 대상으로 한 시험을 포함한 아래와 같은 임상시험으로 실증되어 있다.

기능성 소화관 장해

- 유아산통으로 심하게 우는 시간 단축(그림 3)[5]
- 소화관운동의 개선과 역류 감소[6]
- 변비횟수 감소[7]
- 기능성 복통 감소[8]

급성 위장염

- 수양성 설사, 구토의 기간 단축[9]

감염증 예방

- 건강한 영유아의 설사 발생횟수 감소[10]

인체와 공존하고 있는 500종 500조 이상, 무게로 약 1.5kg이나 되는 인체상주균을 프로바이오틱스가 조절한다. 상주균의 다양성과 균형을 양호하게 유지하는 것은 피로의 보완과 질병을 예방할 수 있다. 하지만 같은 프로바이오틱스에도 균주에 따라서는 기능에 차이가 있으므로 효과와 안전성이 확인된 균주를 선택할 필요가 있다.

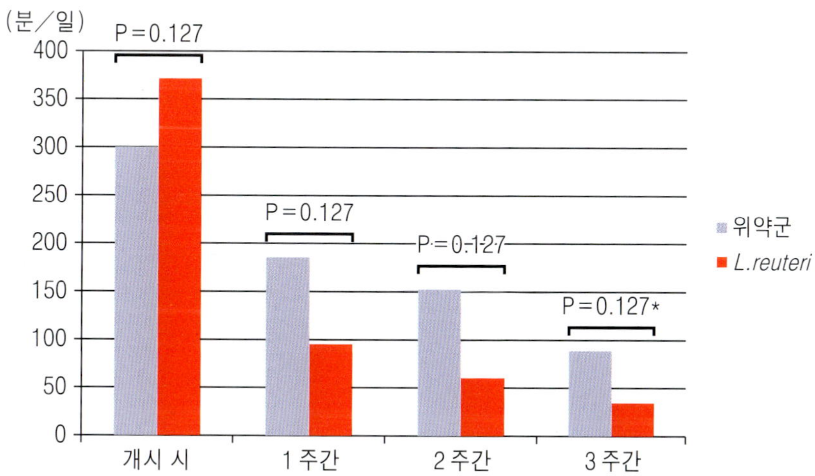

그림 3. *L.*루테리균의 섭취에 의한 우는 시간 변화. (Savino 등, 2010[5]에서 발췌)
시험 개시 시부터 종료 시까지의 치료기간 중 1일 평균 우는 시간을 3시간 이상 감소시켰다.

7 간호·복지 현장에서의 프로바이오틱스의 응용과 실천

요시노 준코

간호·복지 현장에서의 피간호자의 배설, 배설물처리는 피간호자, 간호자 쌍방에게 육체적·정신적으로 항상 큰 문제가 된다.[1] 신체장애를 가진 사람은 배설행동에 항상 타인의 간호를 필요로 하는 경우가 많고 또한 자력으로 어떻게든 배설행동을 하려고 하여도 정상인과 비교하여 몇 배나 시간을 필요로 하는 경우가 많다. 따라서 필연적으로 실수를 하는 빈도도 정상인에 비하여 높아진다. 특히 장내 환경이 나빠 설사를 반복하는 경우 등에서는 특히 현저하다. 간호자에 있어서도 배설관리는 육체적으로 부담이 크고 그 부담을 경감하기 위해서 원래는 필요하지 않은 피간호자에게도 기저귀를 장착시키는 일도 적지 않다. 신체적 장애를 가지고 있고 정신적으로는 정상인 피간호자에게 있어 실수를 하여 타인의 손을 빌리는 것, 하물며 실수를 하면 간호가 힘들어진다는 이유로 기저귀를 장착시키는 것은 더없이 굴욕이며 사람의 존엄과 관련되는 문제이다. 타인에게 폐를 끼친다는 생각에 자기 자신을 탓하게 되고,[2] 그에 따라 정신적으로 병이 드는 사람도 적지 않다. 또한 가족이 간호를 하고 있는 경우는 가족관계의 악화까지도 연결될 수 있다.

고령자나 만성 질환을 앓고 있는 피간호자는 약제를 여러 가지 중복 복용하고 있는 경우가 많고, 그 부작용으로 만성 변비증에 고통 받는 사람도 많다(그림 1). 저자가 대표를 맡고 있는 주식회사에서 운영하고 있는 방문간호 스테이션의 이용자는 거의 전원이라고 해도 좋을 정도로 다량의 설사약을 복용하고 있다(표 1).

거기에서 방문간호 스테이션의 이용자 몇 명과 가족을 대상으로 담당 간호사에 의한 충분한 사전동의 절차를 거친 후에(표 2) 프로바이오틱스를 투여한 결과, 거의 전원에게서 배설에 관하여 개선되는 경향을 확인하였다(표 3). '제2의 뇌'라고도 불리는 장의 환경이 개선된 것으로 정신적인 면에서의 개선을 확인한 증례도 있었다(표 4). 이렇듯이 피간호자 본인은 물론, 간호인(가족)에게도 효과를 실감하였다는 것에 대한 기쁨의 목소리를 듣는 일이 많았다. 현재 바이오가이아재팬주식회사에서 발표되어 있는 프로바이오틱스(프로덴티스®)는 성상, 맛 등에서 여러 종류가 있고 피간호자의 간호 필요도와 구강 내 환경, 맛의 기호 등에 따라서 구분하여 사용할 수가 있다(표 5).

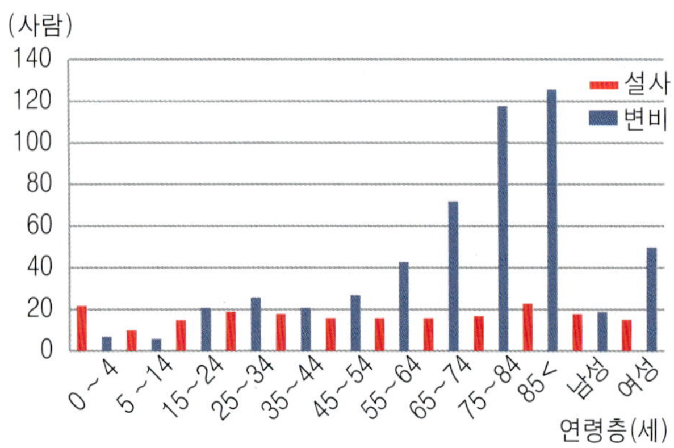

그림 1. 일본인의 설사와 변비 빈도. (후생노동성: 2001년 국민생활기초조사에서 인용)

표 1. 방문간호 스테이션 이용자의 설사 처방례 (1일량)

예1) 53세 남성 정신분열증 환자의 경우	
• 마그락스®정(제산, 완하제)	6T
• 아로젠®과립(대장자극성 하제)	3포
• 신락크®정(대장자극성 하제)	2T
• 센나리드®정(대장자극성 하제)	3T
예2) 71세 여성 우울증 환자의 경우	
• 아미티저®캡슐(소장자극성 하제)	2C
• 신락크®정(대장자극성 하제)	2T
• 센노사이드®정(대장자극성 하제)	3T
• 마그밋트®정(제산, 완하제)	6T

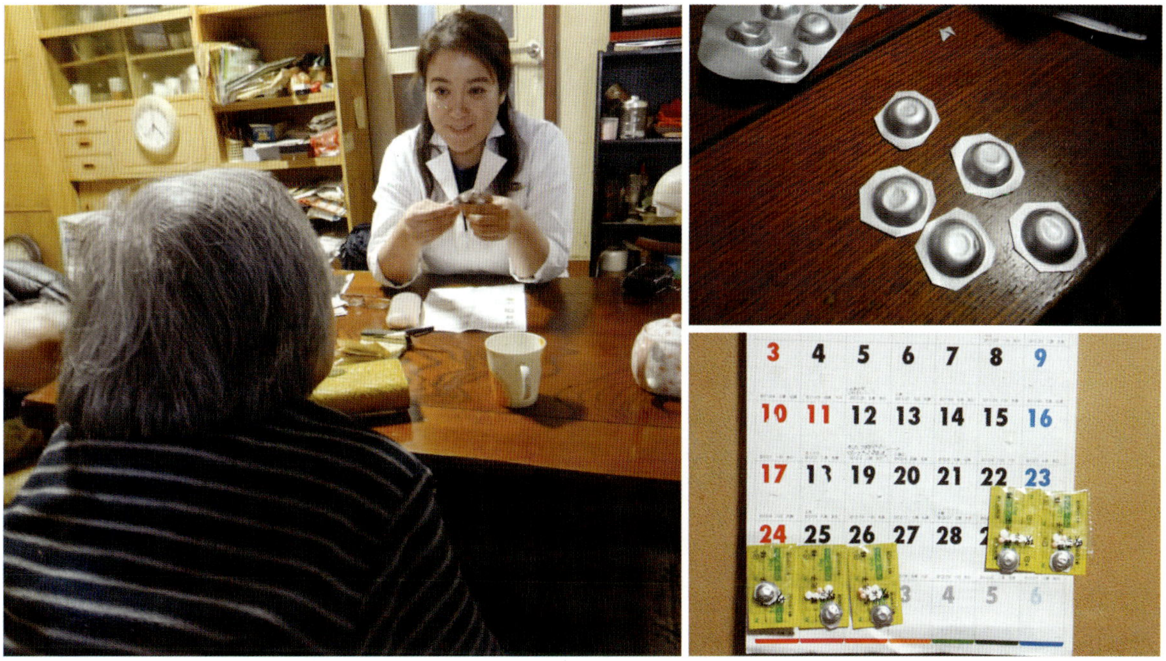

그림 2. 실제 방문간호 현장의 모습.
(왼쪽) 환자에게 직접 프로바이오틱스(프로덴티스®)의 섭취 방법을 설명하고 있는 장면(환자에게 충분한 이해력이 있고 직접 섭취할 수 있는 경우 환자에게 직접 설명한다).
(오른쪽 위) 1회 섭취량을 틀리지 않도록 간호사가 프로덴티스®를 작게 자르고 있다. 환자가 손을 다치지 않도록 모서리 부분은 잘라낸다.
(오른쪽 아래) 잘라낸 프로덴티스®를 다른 처방약제와 함께 환자가 알기 쉽게 달력에 붙여놓은 모습.

프로바이오틱스 투여에 의해 피간호인은 장내 환경이 개선되고[3] 면역력이 올라감에 따라 처방약 양을 줄이는 것도 가능하다. 그것이 간호의 원점인 배설관리의 노동력 및 정신적 스트레스의 경감과 대량의 약제를 정확히 복용하게 해야 한다는 노력에서의 해방으로 이어질 가능성이 높다.

향후 더욱더 초고령화 사회로 돌입하는 일본의 간호·복지 현장에서 프로바이오틱스 투여는 간호자·피간호자의 쌍방에게 있어서 장점이 큰 활용법의 하나라 할 것이다.

표 2. 방문간호 스테이션에서의 환자와 그 가족에 대한 사전동의 설명 포인트

① 사용하는 프로바이오틱스제제는 의약품이 아닌, 어디까지나 건강기능식품(유산균 함유 건강기능식품)인 점
② 부작용은 거의 없는 점
③ 다른 의약품과의 병용이 가능한 점(항생물질과 소염진통제와 다르게, 병용금지·주의가 없는 점)
④ 상기 ①~③의 이유에 의해, 현장의 간호사와 간호인의 판단으로 복용을 권함에 문제가 없는 점
⑤ 즉효성을 기대하는 것이 아닌, 어디까지나 복용을 계속하는 것으로 체질개선을 기대할 수 있는 점

표 3. 피간호인의 통증 변화

- 하제를 복용하여도 매일 변통이 없었으나, 프로바이오틱스 복용 후 매일 배변할 수 있게 되었다.
- 하제를 복용하여 변이 고형이 아니었으나, 프로바이오틱스 복용 후 고형의 변을 볼 수 있게 되었다.
- 변이 조금 부드러워져 배변이 쉬워졌다.
- 배변에 있어서 별로 변화는 없으나 뱃속에 가스가 차지 않게 되었다.

표 4. 간호인·피간호인 쌍방의 반응

피간호인 자신의 반응	간호인이 느끼는 피간호인의 변화
• 몸이 가벼워졌다. • 여러 일에 대한 의욕이 생기게 되었다. • 입속이 개운해졌다. • 기분이 밝아졌다. • 숙면을 취할 수 있게 되었다.	• 공격성이 억제되는지 온순해졌다. • 간식(단 것)을 그다지 원하지 않게 되었다. • 입냄새가 없어졌다. • 대변과 방귀 냄새가 그다지 독하지 않게 되었다. • 밝아졌다.

표 5. 피간호자의 간호 필요도, 구강 내 환경에 따른 프로바이오틱스의 선택

프로바이오틱스의 종류 상품명·성상·맛	피간호인(환자)의 구강 내·섭식연하 상태, 간호 필요도				
	자신의 치아로 먹을 수 있고, 연하기능에 문제없음	의치(부분총의치,총의치)를 장착하면 섭취 가능, 연하기능에 문제없음	섭식·연하기능에 문제 있음	자극이 강한 맛에 약함	식사 시 간호 필요 (자리보전 포함)
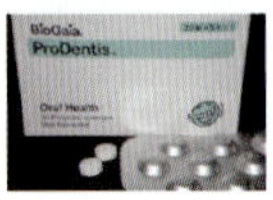 프로덴티스® 타블렛·민트맛	◎	○	× (오연 위험성 큼)	×	× (오연 위험성 有)
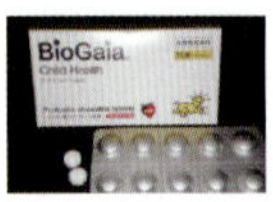 차일드헬스 타블렛·딸기맛	○ (단, 구강 내의 염증억제 효과 없음)	○	× (오연 위험성 큼)	◎	× (오연 위험성 有)
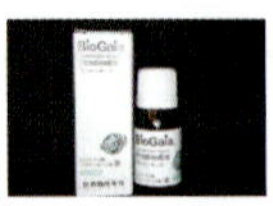 프로덴티스®리퀴드 액체·민트맛	◎	◎ (총의치의 경우는 상내면에 흘려서 사용하면 흡착효과 기대 가능)	△ (자극이 강하므로 목막힘 위험성 있음)	×	△ (자극이 강하므로 목막힘 위험성 있음)
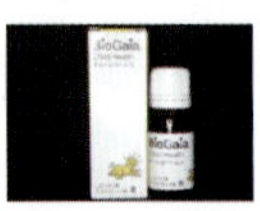 차일드헬스리퀴드 액체·무미	○ (단, 구강 내의 염증 억제 효과 없음)	○ (단, 구강 내의 염증 억제효과 없음)	◎ (무미 무취이므로 음식물에 섞을 수 있음)	◎	◎ (무미 무취이므로 음식물에 섞을 수 있음)
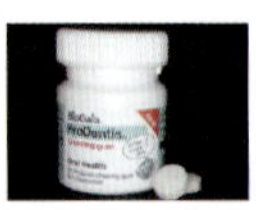 프로덴티스®껌 껌·민트맛	◎ (껌을 씹는 것으로 타액 분비효과 기대)	△ (의치이탈 원인이 될 수 있음)	× (오연 위험성 큼)	×	× (오연 위험성 有)
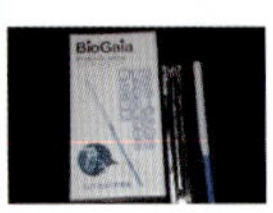 프로바이오틱스 스트로·무미	○ (단, 구강 내의 염증억제 효과 없음)	○	○ (흡인력이 있으면 사용 가능)	◎	○ (흡인력이 있으면 사용 가능)

(참고) • 에도카와구 장애인시설 섭식·연하위원회: '섭식·연하의 기초지식' 2013년 4월
• 고칸 요코: 그림으로 보는 증거에 기초한 고령자의 간호관리. 중앙법칙출판주식회사. 도쿄. 2003. 36~52.

8 항노화와 프로바이오틱스

다나카 마키·요시노 준코

항노화란 나이가 들어감에 따라 발생하는 육체적·정신적인 마이너스성 변화를 경감 또는 제거하여 건강하고 오래 살기 위한 궁극적인 예방의학으로 불린다.[1] 질환예방뿐만 아니라 겉보기를 어려 보이게 하는 것을 포함하여, 최근 여러 가지 분야에서 주목을 받고 있다. 장내세균이 하나도 없는 무균동물은 일반 환경에서의 같은 종류의 동물과 비교하여 약 1.5배나 수명이 긴 것으로 알려져 있다.[2] 이것은 세균에 의해 여러 가지 염증이 일어나 세포의 수명을 단축시켜 노화를 촉진시키기 때문이라고 알려져 있다. 즉, 생체에 있어서 유해한 세균을 많이 보균하고 있으면 그만큼 노화의 속도가 가속화된다.

실제로 장내의 유해균에 의해 생성된 유해물질은 뇌, 심장, 간장, 췌장, 신장, 생식기 등의 장기에 장애를 미쳐 노화촉진, 발암, 동맥경화, 고혈압, 간기능장애, 자가면역질환, 면역기능장애 등을 일으키는 원인이 된다. 노년기에는 장내세균총이 변화하고 유익균이 감소하여 유해균이 증식하는 것에 의해 더욱더 노화가 촉진된다. 이렇듯 장내세균총이 숙주의 노화와 수명에 관계하고 있고,[3] 항노화 분야에서도 프로바이오틱스 테라피의 가능성이 크게 기대되고 있다.

질환예방뿐만 아니라, 기미, 주름, 처짐 같은 외형의 노화 예방에도 프로바이오틱스 테라피의 유용성이 시사되고 있다(그림 1, 2). 피부의 항노화에 관계되어 있는 물질로 '에쿠올'이라는 물질은 여성호르몬(에스트로겐)과 닮은 작용을 가지고 있어 교원질을 생성하여 피부의 수분을 유지(주름, 처짐 개선), 항산화작용에 의한 기미의 개선·미백효과 등이 있다고 알려져 있다.[4] 이 에쿠올은 대두 속의 이소플라본에서 장내세균에 의해 만들어지는 물질이나[5] 아쉽게도 모든 사람이 에쿠올을 만들 수 있는 것은 아니고 일본인 여성은 50~60%에 불과하다고 알려져 있다.[6]

에쿠올을 생성할 수 있는 장내 환경을 갖추기 위해서는 비피더스균이 관여하고 있다고 알려져,[4] 프로바이오틱스 테라피에 의해 에쿠올의 생성기능이 증가하는 가능성이 시사되고 있다.

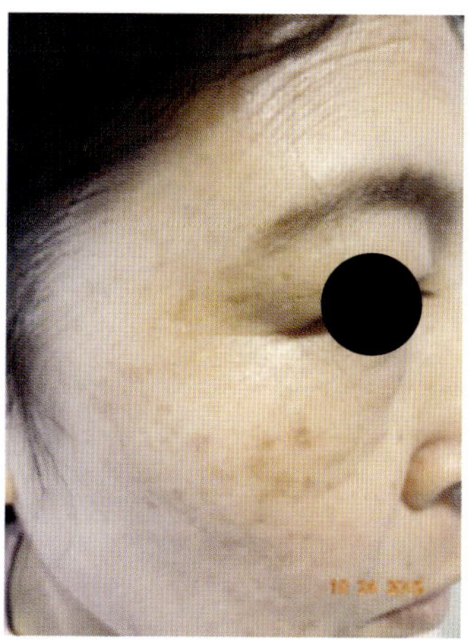

그림 1. 프로바이오틱스 테라피 개시 전. 갈색의 크고 작은 기미가 눈에 띈다.

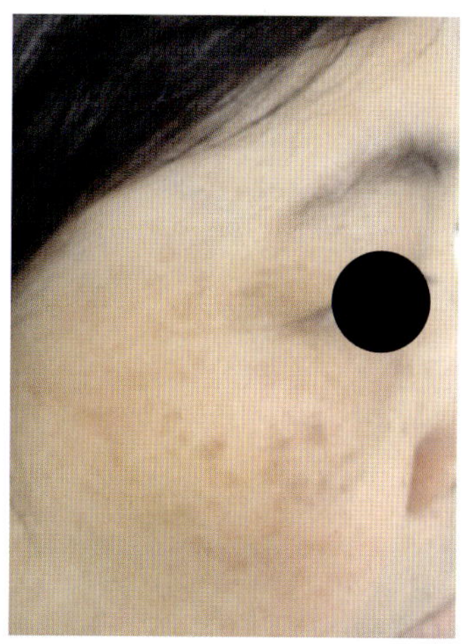

그림 2. 프로바이오틱스 테라피 개시로부터 8주 후. 기미가 옅어져 프로바이오틱스 테라피 개시 전과 비교하여 눈에 띄지 않게 되었다.

【참고문헌】

【1.－1】

1） Fuller R : Probiotics in man and animals. J Appl Bacteriol. 1989 ; 66(5): 365-378.
2） Lif Holgerson P, Harnevik L, *et al*:Mode of birth delivery affects oral microbiota-a pilot study. Oral Health Prev Dent. 2010 ; 90 : 1183-1188.
3） Nelun Barfod M, Magnussonk, Lexner MO, *et al*:Oral microflora in infants delivered vaginally and by caesarean.int J paediatr Dent. 2011 ; 21 : 401-406.
4） Holgerson PL, Vestman NR,et al:Oral microbial profile discriminates breast-fed from formula-fed infants. J Pediatr Gastroenterol Nutr. 2013 ; 56(2): 127-136.
5） Marsh PD : Are dental diseases examples of ecological catastrophes? Microbiology. 2003;149(pt2): 279-294.
6） Loesche WJ : Chemotherapy of dental plaque infections. Oral Sci Rev.1976; 9 : 65-107.
7） Mitsuoka T : Intestinal flora and human health. Asia Pac J Clin Nutr.1996 Mar ; 5(1): 2-9.

【1.－2】

1） アメリカ歯周病学会編：AAP歯周疾患の最新分類．クインテッセンス出版，東京，2001.
2） アメリカ歯周病学会編：AAP歯周治療法のコンセンサス．クインテッセンス出版，東京，1992.

【1.－3】

1） Lockhart SRI, Joly S, Vargas, *et al* : Natural defenses against Candida colonization breakdown in the oral cavities of the elderly. J Dent Res. 1999 Apr ; 78(4): 857-868.
2） Hatakka K, Ahola AJ, Yli-Knuuttila, *et al* : Probiotics reduce the prevalence of oral candida in the elderly--a randomized controlled trial.J Dent Res.2007 Feb ; 86(2):125-130.
3） Gill HS, Rutherfurd KJ, Cross ML : Dietary probiotic supplementation enhances natural killer cell activity in the elderly: an investigation of age-related immunological changes. J Clin Immunol. 2001 Jul ; 21(4): 264-271
4） Elahi S, Pang G, Ashman R, Clancy R : Enhanced clearance of *Candida albicans* from the oral cavities of mice following oral administration of *Lactobacillus acidophilus*. Clin Exp Immunol. 2005 Jul ; 141(1): 29-36.
5） Brzozowski T, Zwolinska-Wcislo M, Konturek PC, Kwiecien S, et al : Influence of gastric colonization with Candida albicans on ulcer healing in rats: effect of ranitidine, aspirin and probiotic therapy. Scand J Gastroenterol. 2005 Mar ; 40 (3): 286-296.
6） Strus M, Kucharska A, Kukla G, *et al* : The *in vitro* activity of vaginal *Lactobacillus* with probiotic properties against *Candida*. Infect Dis Obstet Gynecol. 2005 Jun ; 13(2): 69-75.
7） Turchet PI, Laurenzano M, Auboiron S, *et al* : Effect of fermented milk containing the probiotic *Lactobacillus casei* DN-114001 on winter infections in free-living elderly subjects : a randomised, controlled pilot study. J Nutr Health Aging. 2003 ;7 (2): 75-77.
8） Saran S, Gopalan S, Krishna TP : Use of fermented foods to combat stunting and failure to thrive. Nutrition. 2002 May ; 18(5): 393-396.
9） Nopchinda S, Varavithya W, *et al* : Effect of bifidobacterium Bb12 with or without *Streptococcus thermophilus* supplemented formula on nutritional status. J Med Assoc Thai. 2002 Nov ; 85 Suppl 4 : S1225-231.
10） Cunningham-Rundles S, Ahrné S, Bengmark, *et al* : Probiotics and immune response. Am J Gastroenterol. 2000 Jan ; 95(1 Suppl): S22-25.
11） Ouwehand AC, Lagström H, Suomalainen T, *et al* : Effect of probiotics on constipation, fecal azoreductase activity and fecal mucin content in the elderly. Ann Nutr Metab. 2002 ; 46(3-4): 159-162.
12） Salminen S, Salminen E : Lactulose, lactic acid bacteria, intestinal microecology and mucosal protection. Scand J Gastroenterol Suppl. 1997 ; 222 : 45-48.

【2.－1】

1） Mitsuoka T:Intestinal flora and human health. Asia Pac J Clin Nutr. 1996 Mar ; 5(1): 2-9.

【2.－2】

1） McNulty NP, Wu M, Erickson AR, Pan C, *et al* : Effects of diet on resource utilization by a model human gut microbiota containing *Bacteroides cellulosilyticus* WH2, a symbiont with an extensive glycobiome. PLoS Biol. 2013 ; 11(8): e1001637. Epub 2013 Aug 20.

【2.－3】

1）光山正雄編：プロバイオティクスと疾患；医学のあゆみ／特集．2009；228（3）．

2）古賀泰裕編：医科プロバイオティクス学（須藤信行；脳腸相関）．シナジー，東京．2009：473-482.

3）Rossen NG, et al : Fecal microbiota transplantation as novel therapy in gastroenterology: A systematic review. World J Gastroenterol. 2015 ; 21 : 5359-71.

【2.－4】

1）東　健：Helicobacter pylori 感染と胃癌-Helicobacter pylori and gastric cancer. ACR Monograph. 96 : 6-7.

2）Yoshimoto S, Loo T M, Atarashi K,et al : Obesity-induced gut microbial metabolite promotes liver cancer through senescence secretome. Nature. 2013 ; 499 : 97-101.

【2.－5】

1）Mikuls TR, *et al* : *Porphyromonas gigivalis* and disease-related autoantibodies in individuals at increased risk of rheumatoid arthritis. Arthritis Rheum. 2012 ; 64 : 3522-3530.

2）Vaahtovuo J,*et al*:Fecal microbiota in early rheumatoid arthritis. J Rheumatol. 2008 ; 35 : 1500-1505.

3）Kukkonen K,*et al*:J Allergy Clin Immunol. 2007 ; 119-192.

【2.－6】

1）Schaefer L, *et al* : The antimicrobial compound reuterin（3-hydroxypropionaldehyde）induces oxidative stress via interaction with thiol groups. Microbiology. 2010 ; 156 : 1589-1599.

2）Neu J,*et al*:Cesarean versus Vaginal Delivery : Long term infant outcomes and the Hygiene Hypothesis. Clin Pernatol. 2011; 38 : 321-331.

3）Kleinhans L, *et al* : University of Würzburg, Germany Presented at Europerio 7, Vienna, Austria, e-poster P0354.

4）Böttcher, *et al* : Pediatr Allergy Immunol. 2008 ; 19 : 497-550.

5）Savino F, *et al* : *Lactobacillus reuteri* DSM 17938 in infantile colic : A randomized, double-blind, placebo-controlled trial. Pediatrics. 2010 ; 126 : e526-e533.

6）Indrio F, *et al* : Prophylactic use of a probiotic in the prevention of colic, regurgitation, and functional constipation. A randomised clinical trial. JAMA Pediatr. 2014 ; 168 : 228-233.

7）Coccorullo P, *et al* : *Lactobacillus reuteri*（DSM 17938）in infants with functional chronic constipation: a double-blind, randomized, placebo-controlled study. J Pediatrics. 2010 ; 157 : 598-602.

8）Romano C, *et al* : *Lactobacillus reuteri* in children with functional abdominal pain（FAP）. J Paediatr Child Health. 2014 ; 50(10): E68-E71.

9）Francavilla R, *et al*: Randomized clinical trial:*Lactobacillus reuteri* DSM 17938 vs. placebo in children with acute diarrhoea-a double-blind study. Aliment Pharmacol Ther. 2012 ; 36 : 363–369.

10）Gutiérrez-Castrellón P, et al : Diarrhea in preschool children and *Lactobacillus reuteri* : a randomized controlled trial. Pediatrics. 2014 ; 133 : 4 e904-e909.

【2.－7】

1）小平めぐみ，井上義行，野村晴美ほか 著，竹内孝仁 監修：介護の生理学／自立支援介護の実践のために知っておきたい理論と技術．秀和システム，東京，2013；8-12.

2）穴澤貞夫，後藤百万，高尾良彦ほか 編：排泄リハビリテーション／理論と臨床．中山書店，東京，2009，2-25.

3）Ouwehand AC, Lagstrom H, Suomalainen T, Salminen S:Effect of Probiotics on Constipation, Fecal Azoreductase Activity and Fecal Mucin Content in the Elderly. Ann Nutr Metabol.2002; 46:159-162.

【2.－8】

1）西崎泰弘．桑平一郎：アンチエイジング／福井次矢監修　家庭の医学，新赤本6版．健康同人社．2007：1604-1621.

2）光岡知足：理研における腸内菌叢研究のあゆみ．理化学研究所ニュース．1984：76（April）：1-6.

3）Mitsuoka T : Recent advances in the research on the intestinal flora, with special reference to the anaerobic flora Nihon Saikingaku Zasshi.1974 Nov;29(6): 773-788.

4）Mitsuoka T : Intestinal flora and aging. Nutr Rev. 1992 Dec ; 50(12): 438-446.

5）光岡知足：老化と腸内細菌．老年消化器病．2001：13：85-90.

제3장

프로바이오틱스 테라피의 관리

쓰지무라 스구로

1. 치과의원·병원·환자에 대한 도입 준비와 치과치료의 문제 해결

● 박테리아 테라피의 기반이 되는 예방형 진료에 대한 생각

현재 유감스럽게도 일본의 치과치료에는 프로바이오틱스 테라피를 도입하고 있는 북유럽과 같은 '예방'이라는 개념은 거의 없고, 질환의 치료가 중심이 되어 있어 대부분의 치과의원에서는 단순하게 깎고 채우고 빼는 치료가 행해지고 있다. 치아우식이 생기면 깎아내고 구멍이 생기면 메우고 육안이나 X선사진 검사로 치아보존이 불가능하다고 판단되면 뽑는다. 치과의사도 환자도 그것이 당연하다고 생각하고 있다.

그러나 이것은 치료라는 이름의 응급처치일 뿐이다. 본래라면 치아우식으로 구멍이 생긴 원인은 어디에 있는지, 위험 절감을 위한 예방을 목적으로 타액검사를 시작으로 각종 검사를 진행하여 위험 요인을 조사하고 두 번 다시 같은 질환 경로를 반복하지 않도록 하기 위해서는 어떠한 처치를 하여야 하는지 생각하여야 한다. 그것이 의료로서 가져야 할 자세라고 할 수 있지 않을까?

그러나 일본 치과의사의 대부분은 초진 환자가 오면 우선 간단한 체크를 하고 '그럼 치료합시다'라고 갑자기 치료에 들어간다. 치료 전에 당연히 행해야 할 정밀검사와 그 검사결과에 기반한, 질환의 원인을 찾고 적절한 치료법을 도출해내는 진단은 이루어지지 않고 있다. 의과의 의료기관이라면 당연히 해야 할, 치료에 들어가기 전의 '검사'와 '진단'이 치료 성공의 80%를 차지한다는 사실에 대한 이야기가 나오는 와중에도 치과에서는 그것들이 완전히 무시되고 있다고 해도 과언이 아니다.

당연히 제대로 된 검사와 진단을 거치지 않고 진행된 치료가 그 환자에 있어서 가장 적절한 치료일 리가 없다. 따라서 일본에서는 많은 사람이 일생 동안 몇 번이고 치아 치료를 반복하고 그 끝에 고령이 되었을 때 자신의 치아가 거의 남아있지 않다고 하는 매우 불행한 결과를 초래하고 있다.

전쟁 후 바로 있었던 고도 경제 성장기에 식사의 서구화와 설탕의 섭취량 증가에 의해 발생한 '치아우식증의 홍수'로 불렸던 시기라면, 치과도 제통을 중심으로 한 대증요법 주체인 필요성에 내몰렸을 것으로 생각하나, 성장기에서 성숙기로 그리고 일본에서는 2006년도 이후, 인구 감소가 계속되고 치과치료기관으로서도 구급·응급 대응에만 시간을 들일 필요가 없어지고 있는 것 등을 고려하면 이제 질환의 근본적 개선을 주목하는 쪽으로 방향을 틀어야만 하며 국민의 의식 자체를 질환 치료에서 질환 억제, 예방으로 지식을 제공하는 것이 중요하다고 생각한다.

즉, 미래를 내다본 의료기관의 대처로서 다음의 사항이 중요하다.

- 셀프 메디케이션(자가건강관리)과 건강을 유지하기 위한 예방에 대한 생각, 예방에 대한 투자가치의 자기 이해와 계몽력을 더해 선행하여 실시할 것
- 전국민보험제도의 장단점을 이해하고, 전국민보험제도에 의해 이해하기 어려웠던 '좀 더 좋은 의료'에 대해서 환자에게 되도록 많은 선택지를 부여할 수 있는 장소를 제공함과 동시에 바른 지식을 제공할 것

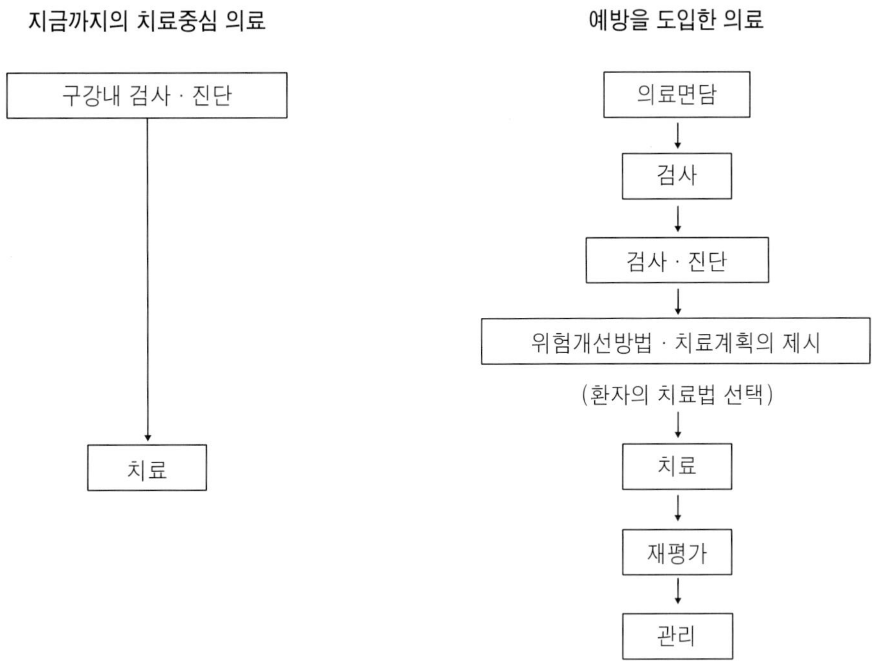

이와 같이 환자 교육과 환자 이해를 얻은 후에 프로바이오틱스를 응용한 박테리아 테라피를 도입하여 환자 이익이 되는 성과를 올리기 위해서는 역시 시술 전 검사, 도입 후 검사를 하여 효과측정을 하는 것이 중요해 진다. 이를 위해 프로바이오틱스를 도입하려면 병원 내에서 세균검사를 하거나 외부검사회사에서 검사의뢰를 실시하는 시스템화가 필요하다.

이 박테리아 테라피의 치과적 응용에 의해 치아우식, 치주질환이라는 감염증의 원인으로 접근하는 것은 매우 유효성이 높고 실로 환자 이익 획득으로 연결된다는 것을 의료제공자 측인 치과의사·치과위생사·스탭 전원이 공통인식을 가지고 환자에게 접근해야 원활한 진료흐름이 형성되어 갈 것이다.

2. 치과의원 경영과 임상의 장래계획 성공을 위하여

● 예방형 진료에서 중요한 것

그동안의 치과의원 경영은 질환이라는 현증에 대해 높은 품질의 보철물을 제공하는 것으로 성립되었고 다음의 질환이 생기면 다시 내원하여 같은 질환에 대해서 똑같이 치료비를 받는 '질병중심의료'였다. 이 질병중심의료에서는 치료 대상자는 고령자가 중심이고 얻을 수 있는 결과가 점점 치아를 잃어가는 방향으로 나아가고 있다.

이에 반해 이 책이 제안하고 있는 예방을 기축으로 한 프로바이오틱스 테라피는 '선제방어형 치과치료'로 여겨지고(그림 1), 그 선제방어형 치과치료의 영역이 넓어짐에 따라 예방의 영역을 넘어 구강질환의 발병 억제에 그치지 않고 구강의 건강에서 전신의 건강으로 기여할 수 있는 분야가 된다.

이 프로바이오틱스 테라피의 대상자는 출산 전의 임산부에 대한 접근에서 시작하여 출산 직후의 수유관리, 뮤탄스균에서 자유로운 구강 내 육성, 소아기부터 고령자까지 기존의 치과치료에서 필요하였던 표적과는 전혀 다른 존재 가치를 제공하는 것이 가능하다.

처음에 작은 동의를 얻기 위해서, 위험검사로부터의 프로바이오틱스 테라피가 포괄진료의 입구인 계단을 자연스럽게 그리고 오르기 쉽게 합니다. ※그 이후의 포괄진료 동의율도 향상

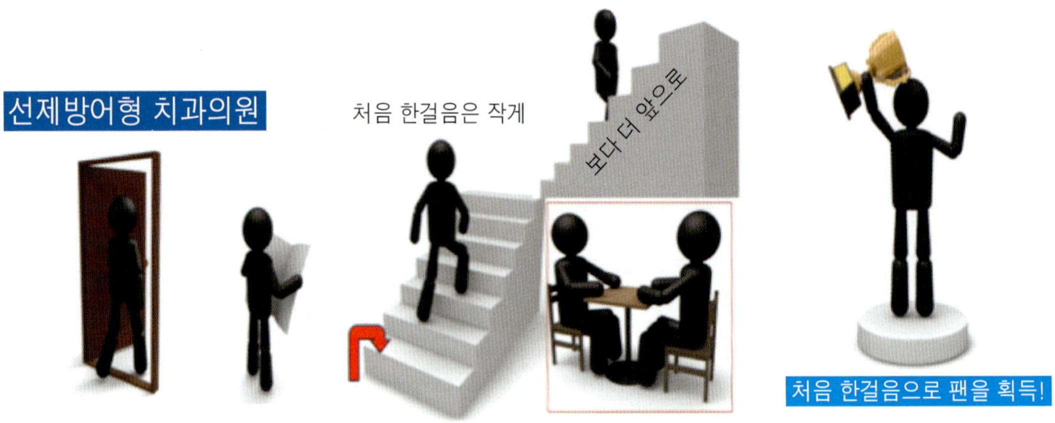
선제방어형 치과의원
처음 한걸음은 작게
보다 더 앞으로
처음 한걸음으로 팬을 획득!

그림 1. 선제방어형 치과치료란.

특히, 2025년에는 '고령화사회'에서 일본 국민의 4분의 1이 75세 이상이 되는 '초고령화사회'로의 진입이 예상되고 있다. 구강 내 환경의 개선에 프로바이오틱스를 응용하는 것에 의해, *Aggregatibacter actinomycetemcomitans(A.a.), Porphyromonas gingivalis(P.g.), Prevotella intermedia(P.I.)*의 균수를 유의하게 감소시킬 수 있어 오연성 폐렴 예방, 패혈증의 억제 등에도 크게 효과를 발휘할 것으로 기대된다.

현재 인구당 치과의사 수가 많다고 얘기가 나오는데, 예방작용이 발휘되고 있는 북유럽 각국은 인구대비 일본보다 20% 이상은 치과의사 수가 많은 상황이다. 이 점을 고려했을 때 기존대로 질환을 기다리는 진료체계라면, 언뜻 보기에 너무 많다고 생각되는 치과의사 수도 프로바이오틱스 테라피의 보급에 따라 직무영역이 확

대되면 반대로 부족할 것이 예상된다.

동시에 '치료=아프다=가기 싫은 치과의원'에서 '건강증진을 위해 적극적으로 가고 싶은 치과의원'으로 변화할 것이 기대된다.

또한 예방형 치과치료는 '스톡형 경영'이라고도 하고 종래의 질환을 기다리는 '유동형 경영(플로우 경영)'과는 다르게 정기 내원 환자 수가 확정되어 있어 경영 모체를 안정화시키는 효과가 있다. 그리고 정기 관리를 유지시켜가는 것에 의해 환자의 덴탈 IQ 향상과 자가관리의 정착화도 동시에 이루어지므로, 높은 차원에서의 신뢰관계가 형성되어, 의료제공자와 환자의 쌍방에 있어서 양호한 관계가 구축된다.

또 정기내원형 치과의원으로 가는 가장 큰 장점은 '임상자료의 구축'에 있다. 초진 시의 위험검사, 재평가 시의 위험검사만이 평가·발표되기 십상인 치과분야에 있어서 정기내원형 치과의원에서는 1년에 한 번 각종 검사가 실시되기 때문에 임상 경과 자료의 축적과 자료에서 얻어지는 수정점과 에러의 조기발견으로도 연결된다.

그리고 치과의원이 제공하는 치료에 대한 상담에 있어서도 환자에게 질환의 원인을 명시하여 프로바이오틱스 테라피를 실시하고, 위험 회피를 시행한 후에 제안하는 쪽이 치과치료에 대한 이해가 가속되어 필요한 제안에 대한 동의율이 높아지는 것은 이해할 것으로 생각한다. 그리고 동시에 환자 측에서도 시술 후의 구강 내 변화를 안심하고 담당 치과위생사에게 맡기는 안도감은 크다고 할 것이다.

정기관리형 예방의 도입에는 설비에 대한 것도 적어서(설비에 관한 것이 적다) 앞서 서술한 것 같이 경영적인 장점이 이처럼 크지만, 이 시스템을 기능하게 하기 위해서는 어떠한 지점을 넘지 않으면 달성할 수 없는 것이 있다. 그것은 일반적인 규모의 치과의원에서 행해지는 원장 주체의 상명하복식 병원 경영에서 스탭 개개인의 자립을 지원한 다음에 이루어지는 조직경영으로의 이전 필요성이다.

일본의 일반적인 주요 증상 중심의 치료형 치과의원이라면 리더가 되는 원장의 지휘에 따라 양호한 운영이 가능하겠지만 예방형 치과의원에서는 치과위생사를 시작으로 하는 각 직종 복수의 스탭이 의원의 이념을 이해하고 스탭 각자가 책임을 가지고 의원의 이념에 기초한 사고·행동을 할 수 있게 되는 것이 중요하다.

이 조직경영 달성을 위해서 중요한 키워드가 '권한위임'이며, 스탭이 맡은 일에 대해 직무를 완수할 뿐만 아니라 '일의 보람'을 각각 찾아내서 자주적으로 성장할 수 있는 환경 정비가 필요하다.

이 성장과 달성이 조직을 크게 성장시키면 많은 환자 이익을 제공할 수 있어, 그에 따라 안정적인 치과의원 경영으로 이어질 것이다.

제4장

프로바이오틱스 테라피에 선행되는 각종 검사

다나카 마키·요시노 준코

1. 구강 내 세균검사와 면역검사의 방법 및 임상평가

1 방법과 주의사항

다양한 회사에서 치주질환 세균검사 시스템이 발매되고 있지만, 이 책에서는 세균 DNA 수준에서의 검사가 가능한 실시간 PCR법, PCR-IVD법 시료채취 방법에 대해서 소개한다. 시료채취법은 치주낭 시료와 타액 시료의 2가지 방법이 있다.

1) 치주낭 시료

치은연하의 미생물총을 조사하기 위해서 시행하는 검사방법이므로 치주질환자에게는 치주낭 시료를 적용한다. 치주낭 내에 멸균 페이퍼 포인트를 삽입하여 시료채취를 진행한다. 시료채취 부위 결정은 YOSHINO-Method[1](그림 1)에 근거하여 한다.

시료채취를 할 때 침이나 점막·혀에 멸균 페이퍼 포인트가 부착되면 올바른 검사결과를 얻을 수 없으므로 반드시 간이방습을 한 후 진행한다(그림 2).

2) 타액 시료

치주낭이 얕고 치주연하에 멸균 페이퍼 포인트가 삽입되지 않는 경우와 가족 내 감염의 의혹 등으로 스크리닝 검사를 시행하고자 하는 경우에 적응한다. 타액 속의 세균 수는 하루 동안에도 변동이 크기 때문에(그

YOSHINO-Method

① 초기치료 중에 절대로 보존할 수 있는 치아
② 초기치료 중에 발수 등 약제의 영향을 강하게 받거나 치근 분할 등 형태가 변하는 것은 제외
③ 초진 시의 PPD가 가장 깊은 부분

↓

이 조건들을 모두 만족하는 한 부위를, 구강 내를 대표하는 치주병원성세균이 가장 검출되기 쉬우며 실수가 적은 표식으로 보고, 이곳에서 재측정을 시행한다.

그림 1. 자연치 시료채취 부위 결정방법.

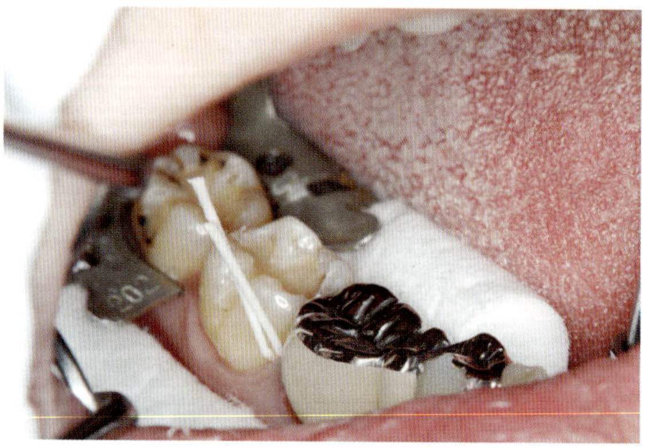

그림 2. 치주낭 시료.

림 3, 4), 시료채취(그림 5)는 가장 세균 수가 많은 기상 시에 시행하는 것을 추천한다.

세균검사의 상세에 대해서는 "세균검사를 이용한 치주치료의 컨셉"(미나베, 요시노 편)[3)]을 참조 바란다.

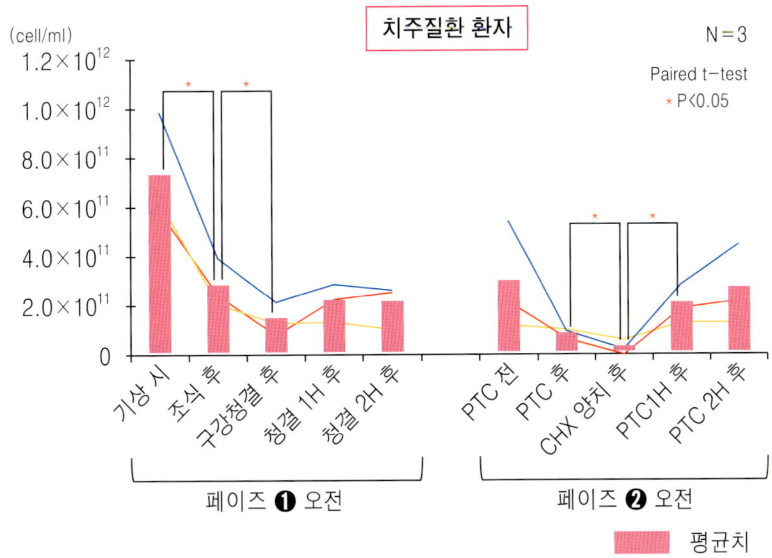

그림 3. 치주질환 환자의 타액 속 총 세균 수 일간 변화.

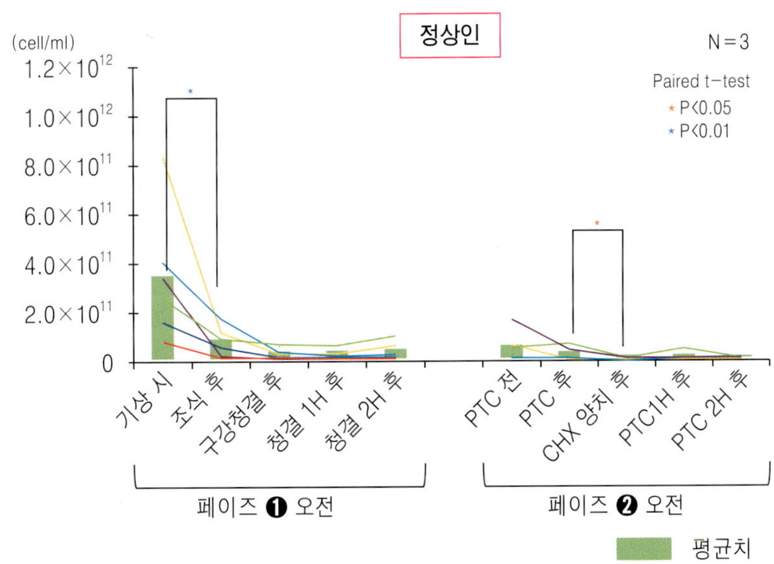

그림 4. 정상인의 타액 속 총 세균 수 일간 변화.

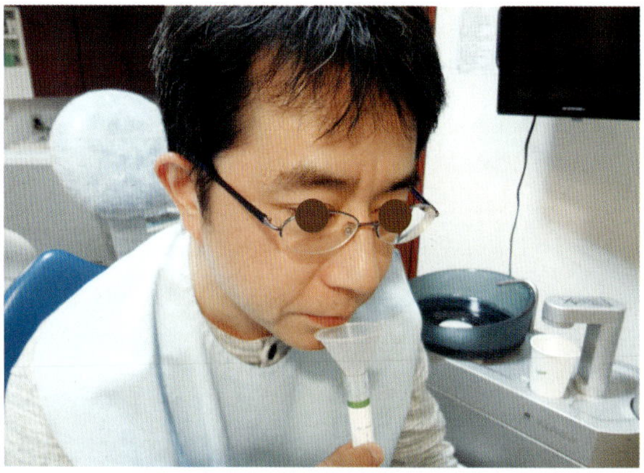

그림 5. 타액 시료.

2 면역검사

치주질환은 세균감염증이며 감염증 치료에는 감염원 특정과 숙주의 면역력 판정이 필요하다. 환자의 면역력을 판정하는 방법으로 환자의 전신 상태를 파악하는 일반 생화학검사 등의 혈액검사와 치주질환세균에 대한 특이적 면역을 조사하는 enzyme linked immunosorbent assay(ELISA)법이 있다. 어느 검사도 전용 키트를 사용하여 손끝에서 채혈하여(그림 6) 결과를 얻을 수 있으므로 정맥혈 채혈은 불필요하며 일반 개업의도 채용하기 쉬운 검사방법이다.

환자에게는 자기 자신이 자각하지 못한 여러 가지 전신 질환이 숨어있을 가능성이 있어 치과치료를 하면서도 환자의 전신 상태와 면역 상태를 파악해 두는 것이 중요하다.

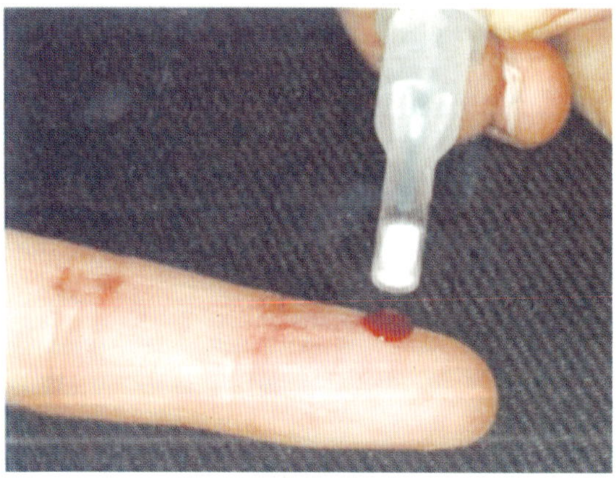

그림 6. 치주질환세균에 대한 채혈항체검사.

2. 혈액검사, 면역검사, 각종 영상진단(CT, MRI, 캡슐내시경) 및 구강·소화기의 포괄진단

요시노 토시아키

구강과 위·소장·대장 등의 소화기는 당연히 연결되어 있다. 원래 장의 프로바이오틱스 테라피를 실시하기 위해 프로바이오틱스를 경구 투여하는 것이므로 그 관계를 숙지하는 것은 중요한 일이다.

프로바이오틱스의 *L.*루테리균을 경구 섭취하면 구강, 위 외의 소장·대장에도 정착하여 여러 가지 활성을 나타낸다.

저자들은 제58회 춘계 일본치주학회에서 치주질환세균에 대한 프로바이오틱스로 *L.*루테리균을 이용한 세균요법을 시행하였다. 건강기능식품의 적극적인 유익균 보충방법으로 1일 1태블릿을 경구 섭취하는 것이 추천되지만, 이를 통상의 3배 양으로 3주간 섭취하게 하고 극히 양호한 결과를 얻었다. 결과는 치주질환세균 중의 *P. gingivalis, Tannerella forsythia (T. forsythia), P. intermedia* 등의 red complex가 유의하게 감소함과 동시에 항생물질이 총균수를 감소시키는 일 없이 총균수의 유의한 변동을 일으키지 않고 구강 내 미생물총의 개선으로 나타났다.

본 연구에서 이용한 *L.*루테리균은 구강 내에서 치아우식과 치주질환에 대해 유효하다고 다수 보고되어 있을 뿐 아니라, 변비를 포함한 기능성 위장질환, 파일로리균, 치아우식관련세균, 치주질환세균의 발육 억제 등을 목적으로 폭넓게 이용되고 있다. 게다가 이 방법으로 *L.*루테리균이 위와 회장 등의 소화기에 정착하는 증거를 바탕으로 저자 등의 의료법인에서는 내과 및 소화기내과와 연대하여 포괄의료를 진행하여 구강 내 미생물총을 개선하는 연구계획서와 완전히 같은 방법으로 장내 미생물총 개선 및 전신 면역의 건강도 동시에 개선할 수 있다고 생각하였다. 대변의 T-RFLP 미생물총 해석에서 장내 미생물총 분석을, ELISA법에서 대변의 lgA분석을 각각 시행한 결과, 양호한 치료성과를 얻었다. 이 방법에 준하여 치과와 의과가 연계한 치료경과를 증례를 통해 설명한다.

【증례】

- **초진:** 2015년 6월
- **환자:** 43세, 여성, 비흡연
- **주요 증상(환자의 희망):** 설사와 변비를 반복, 직장에서 곤란하므로 방법을 찾고자 함
- **전신치료력:** 과민성대장증후군(IBS), 월경곤란, 적응장해
- **복용 중인 약제:** 시판 지사제
- **치과치료력:** 이갈이와 그에 동반한 악관절증(좌측관절원판의 전방전이)
- **구강치료력:** 5년 정도 전에 치근 파절에 의해 #35, 36 치근 파절
- **진단·치료방침:** 구강과 전신과의 관계, 특히 스트레스와 이갈이, 과민성대장증후군(IBS)은 관련이 있다고 설명하고, 포괄적 치료로서 치과와 내과를 동시에 치과의사와 내과의사가 동석·연계하여 치료할 것이라 설명하였다.

【처치 및 경과】

초진 시에 내과와 치과가 연계하여 문진하고 복부 촉진 결과로 소장의 압통을 확인하였기 때문에 복부 CT에 의한 소화기 진단을 시행하였다. 치료 전 CT에 있어서 횡행결장의 장관벽은 비후하였고, 액상 내용물을 확인하였다. 기타 소장에 관해서도 부종용 변화를 나타내었다(그림 1, 2).

치료 전에는 유익균이 적고 중간균의 비율이 높아 중간균이 유해균에 도움을 주고 있었을 가능성이 높다(그림 3). 변에 의한 면역검사와 세균검사 결과는 분비형 lgA가 높고 면역 자체는 높은 경향이 있었다. 또한 단쇄지방산의 각 값도 비교적 높은 경향이 있으나, 한편으로는 부패산물도 많다(그림 4).

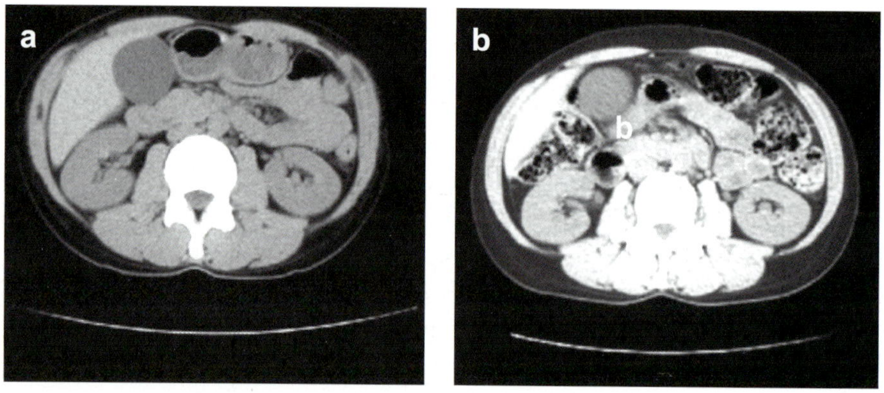

그림 1. a: 치료 전 CT(2015년 6월 17일), b: 치료 후 CT(2015년 8월 21일).
치료 전 CT에서 영상 상부에 장관 위쪽이 검고 하부에 내용물이 나타나 있으나, 이것은 복부 CT는 앙와위로 촬영하였기 때문에 중력으로 수분이 아래쪽에 정체된 수양변임을 알 수 있다.
또한 다른 장관은 염증으로 폐색 경향이 있고 장관 내부가 보이지 않는다. 시술 후는 정상적인 변의 영상이 장관 전체에서 확인된다.

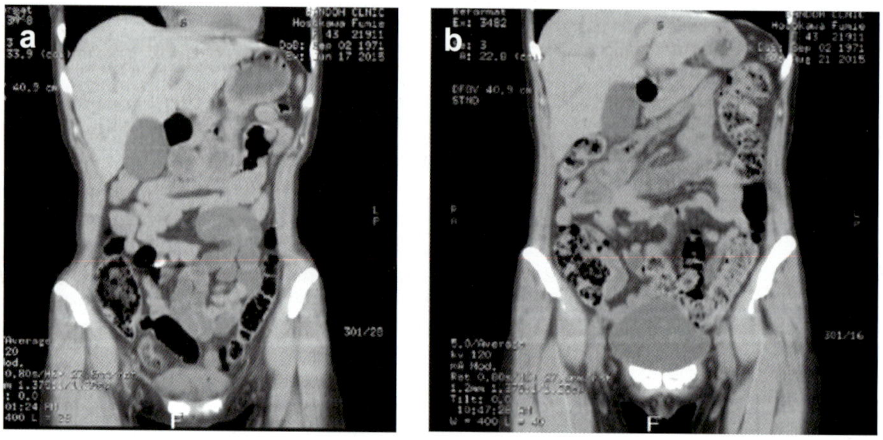

그림 2. a: 치료 전 CT(2015년 6월 17일), b: 치료 후 CT(2015년 8월 21일).
치료 전 CT에서 정중앙 앞쪽에서 확인되는 횡행결장의 장관벽이 비후하였고 액상 내용물을 확인할 수 있다. 기타 소장에 관해서도 부종용 변화를 보인다.
한편 치료 후에는 횡행결장의 장관벽 비후는 개선되었고 더욱이 그 내용물도 액상에서 통상의 고형대변이 되었다.
또한 소장의 부종용 변화도 확인되지 않는다.

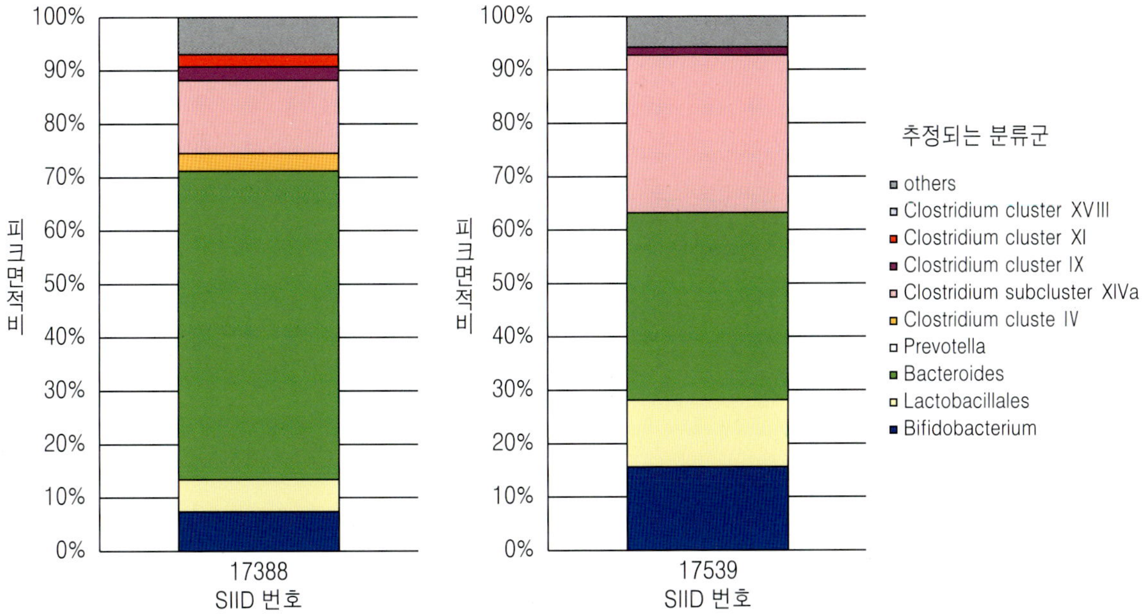

그림 3. 치료 전에는 유익균이 적고 중간균의 비율이 높아 중간균이 유해균에 도움을 주고 있을 가능성이 높다. 프로바이오틱스 테라피, 식사요법, 이갈이 치료, 상담 등으로 면역과 정신적 치료를 병용하여 시행하였다. 치료 후에는 프로바이오틱스 섭취 10일 후 장내 미생물총과 유익균 비율이 극적으로 증가하였다.

검체명 / SIID		환자 A	환자 B
사람 IgA(μg/g)		1511	143
암모니아(mg/g)		0.33	0.19
유기산 (mg/g)	호박산	0.14	0.12
	유산	0.76	<0.05
	포름산	<0.05	<0.05
	초산	4.40	1.41
	프로피온산	1.00	0.72
	iso – 락산	<0.1	0.10
	n – 락산	0.77	0.16
	iso – 길초산	0.18	0.18
	n – 길초산	<0.1	<0.1
부패산물 (μg/g)	페놀	0.44	0.65
	p – 크레졸	1.06	<0.05
	인돌	29.25	15.86
	스카톨	<0.05	<0.05

그림 4. 변에 의한 검사 결과 이 증례는 환자 A이다. B환자는 IBS이고 고령자이다. B와 비교하면 A는 IgA가 높고 면역 자체는 높은 경향이 있다. 또한 단쇄지방산의 각 값도 환자 B보다 높은 경향이 있으나 부패산물은 많다. IgA가 높은 것에서 장내 환경의 면역 자체는 높고 개선될 가능성이 높다고 예측하였다. 결과는 극히 양호하였다.

전술하였듯이 중간균은 유해균이 많으면 악영향을 미치고 유익균이 많으면 좋은 영향을 미친다. 세균검사 결과는 치료 전에서는 유익균이 매우 적고 중간균이 많은 상태였다. IgA가 높아 장내 환경의 면역 자체는 높고 개선될 가능성이 높다고 예측하여 전술한 연구계획서로 프로바이오틱스 테라피를 시행하였다. 동시에 유익균을 늘리기 위해 식사요법을 레코딩 다이어트로 진행하였다.

과민성대장증후군(IBS)으로 인해 내장 온도가 높아지는 식재, 또한 식이섬유가 많은 식품을 섭취하도록 지도하고 유익균이 증식되도록 에쿠올 등의 프로바이오틱스를 추가하여 정신과 면역 양쪽의 개선을 얻을 수 있는 물질이 늘어나도록 식사지도를 진행하였다.

또한 심한 이갈이가 있었으므로 스트레스의 원인을 상담으로 치료하고 동시에 교합치료를 시행하였다. 스플린트요법에 의해 두통도 완화되고 즐겁게 식사할 수 있게 되어 스트레스는 큰 폭으로 개선되었다. 이는 IBS에도 양호한 영향을 미쳤다. 결과는 극히 양호하며 치료 전에는 유익균이 적고 중간균의 비율이 높아 중간균이 유해균에게 도움을 줄 가능성이 높았으나 프로바이오틱스 테라피, 식사요법, 이갈이 치료, 상담 등으로 면역과 정신 치료를 병용하여 진행하였다. 치료 후에는 프로바이오틱스 섭취 10일 후의 장내 미생물총에 유익균의 비율이 극적으로 늘어나 있다.

캡슐내시경 검사에서도 CT에서 확인된 부종 부위의 소장 출혈이 감소하고 전체적으로 양호한 영상을 얻을 수 있었다(그림 5). 상부 내시경과 하부 내시경에서는 소장을 직접 보는 것은 불가능하나 캡슐내시경의 최대 장점은 구강에서 직장까지 모든 영상을 기록하여 정밀하고 종합적인 내시경 진단이 가능한 것이다.

이와 같이 치과가 주도하여 내과적 치료를 시행함에 따라 과민성대장증후군(IBS) 등은 효과적으로 치료가 가능하다.

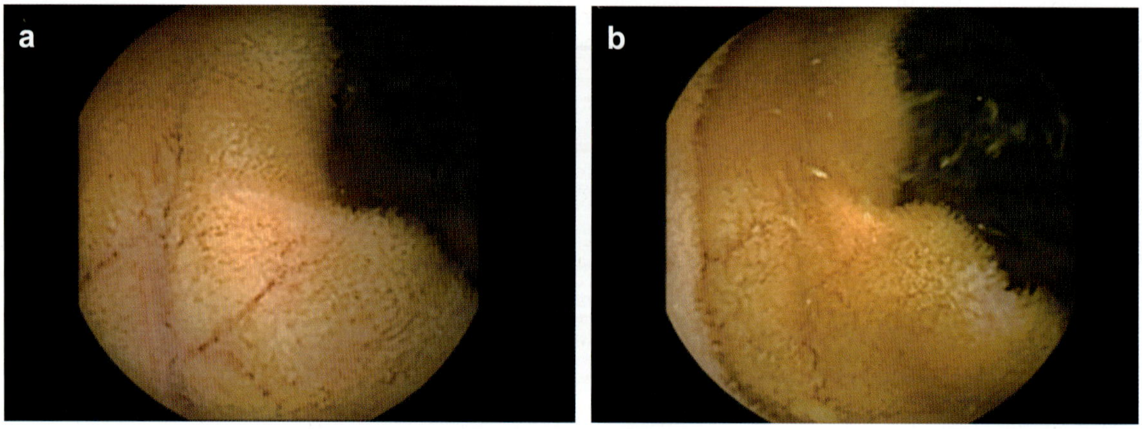

그림 5. 캡슐내시경에 의한 영상. **a:** 치료 전, **b:** 치료 후. 치료 전은 소장벽의 혈관 확장과 노장이 확인된다. 하지만 치료 후에서는 혈관 확장과 노장이 확인되지 않는다.

【참고문헌】

【1】

1） 吉野敏明ほか：日本臨床歯周病学会細菌検査委員会疫学調査最終報告．日本臨床歯周病学会誌．2007；25：84-89.
2） 田中真喜ほか：唾液の日内変動第3報・リアルタイムPCR法による細菌学的考察．日本口腔検査学会総会／プログラム・抄録集．2009：53.
3） 三辺正人, 吉野敏明 編：細菌検査を用いた歯周治療のコンセプト．医学情報社, 東京, 2007.
4） Johnson V, *et al*：Effect of treatment on antibody titer to *Porphyromonas gingivalis* in gingival crevicular fluid of patients with rapidly progressive periodontitis. J Periodontol. 1993；64(6)：559-565.

Column 3

구강 내 미생물총과 장내 미생물총에 대하여

인체상주균은 500종 500조 이상이라고 하지만, 구강 내에도 많은 미생물이 서식하고 있다. 소화관의 최초 부위인 구강은 미생물에게 있어서 생리학적(온도, 습도, pH, 산소분압)이나 영양학적(침액, 침출액)으로 증식에 적합한 환경이다. 한편 장내의 미생물은 구강에서 장으로 보내지지만 위산과 담즙산 등의 산에 노출되기 때문에 대부분 사멸하고 만다. 이를 견뎌내고 살아남은 미생물에 의해 형성된 장내의 미생물총은 구강 내와는 다른 독자적인 미생물총을 형성한다. 사실 구강에서 검출되는 균종은 400종 이상이라고 하나 배설물에서 검출되는 균종은 200종이다.

치아면 치태 1g 중에는 약 1,000억 개의 미생물이 존재하고 이는 대장에 서식하는 미생물의 수와 동등하다. 또한 침액 1mL 중에는 100만~1억 개의 상주미생물이 포함되어 있다.

태내에서는 무균이었던 태아의 구강에는 출산 시에 산도의 유산간균이 들어간다. 그 후 여러 가지 미생물을 받아들이게 되나 구강 환경에 적합한 균종만이 정착하게 된다. 그리고 구강 내를 통해서 위산과 담즙산을 견뎌낸 미생물만이 장관에 정착하게 된다. 출생 후 처음 배설되는 태변은 통상 무균이지만 출생 다음날에는 대부분의 신생아의 대변 내에 대장균, 장구균, 클로스트리디움, 효모 등이 출현하고, 수유 후에는 총균수가 대변 1g 중에 1,000억 개 이상이 된다. 생후 3~4일째에 비피더스균이 출현하기 시작하고, 처음 출현한 대장균, 장구균, 클로스트리디움 등은 서서히 감소하여 5일경에는 비피더스균이 가장 우세한 균종이 된다. 그리고 생후 겨우 2년 정도 만에 거의 성인과 같은 미생물총이 된다고 알려져 있다. 이 2년간 어떠한 미생물과 어느 시점에 만나는가는 면역계 구축과 그 후의 건강에 큰 영향을 미치게 된다.

그 후 성장기는 거의 안정된 미생물총을 유지하나, 청년기 후기부터 변화가 시작되어 노년기에 있어서는 총균수가 조금 감소하여 비피더스균이 검출되지 않게 되고 역으로 웰치균이 많은 노인에게서 검출된다. 또한 대장균, 장구균도 증가 경향이 확실히 보인다. 숙주의 생리기능의 노화가 장내 미생물총에 영향을 미친 결과로 더욱 노화를 촉진하는 것이라 여겨진다(그림).

이렇듯 나이가 들어가면서 함께 감소하는 유익균에 대하여 정기적으로 프로바이오틱스를 보충하여, 장내 미생물총의 균형을 양호하게 유지하는 것이 중요하다.

(요도에 코타로)

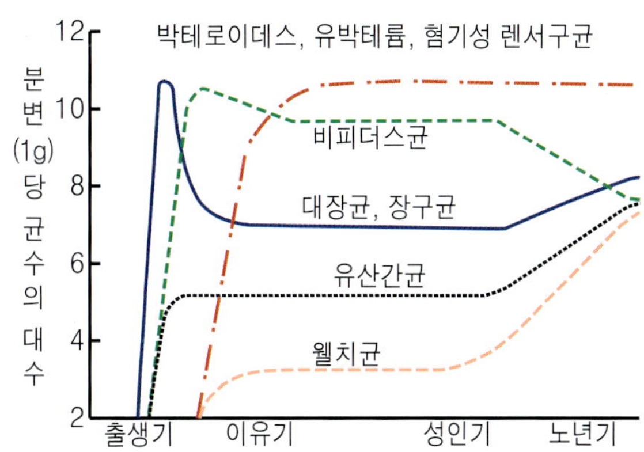

그림. 연령에 따라 변화하는 장내 미생물총.
(미쓰오카 토모타리 "건강장수를 위한 식생활" 이와나미서점, 2002에서)

제5장

프로바이오틱스 테라피의 임상

1. 임상 응용의 흐름

1 치과치료가 있을 경우의 기본 흐름(진료의 흐름)

쓰지무라 스구로

의료 면담

↓

구강 내 확인

↓

각종 검사

↓

검사 · 진단

↓

위험 개선방법 · 치료계획 제시

(환자의 치료방법 선택)

↓

치아우식 치료 전의 프로바이오틱스 테라피 실시

치주 기본 치료와 병행한 프로바이오틱스 테라피 실시

(프로바이오틱스 테라피와 치주 기본 치료의 병행 사용에 의해 효과가 증강된다[1])

(치아우식 처치 전에 프로바이오틱스 테라피를 시행하여 치아우식 위험 감소를 꾀한다[2])

↓

프로바이오틱스 테라피 설문조사

↓

치아우식처치

↓

재평가

↓

예방관리

【초진부터의 흐름】

1. 의료 면담

상담과 치료방침을 설명

2. 구강 내 확인

육안 및 기구를 사용하여 치아우식·치주질환의 유무·진행 정도, 치태·치석의 유무와 양, 치은의 염증 유무, 보철물의 종류와 적합상태, 악관절과의 교합상태 등을 확인한다.

3. 각종 검사

1) 일반검사

(1) 구강 내 사진 촬영·확인

현재의 구강 내 상태 및 치료 후의 개선 상태 확인을 위해 구강 내 사진을 촬영·확인한다. 또한 환자의 이해도 확인에도 활용 가능하다.

(2) X선사진 검사(파노라마 X선사진, 필요에 따라 덴탈 X선사진과 CT)

충전물이 들어있는 치아의 상태 및 치조골의 상태 확인. 전신의 건강상태를 파악하여 최선의 치료계획을 결정하기 위한 검사

2) 치아우식 관련검사

(1) 타액검사·관련검사

타액검사의 검사항목으로 ① 타액분비량, ② 완충기능, ③ 뮤탄스균 수, ④ 락토바실러스균 수, ⑤ 식사 횟수, ⑥ 치태 축적량, ⑦ 불소 사용상황, 그리고 DMF/DMFT의 각 항목에서 최대 21의 전체 위험을 판정하고 개선점을 명확화한다.

① 타액분비량: 5분간 타액을 채집하여 평균치와 비교 판정(평균치: 15세 이상에서는 5~15mL, 11~14세는 3.5mL, 10세 이하는 2.5mL). 타액분비량은 자정작용에 크게 관계되므로, 적은 경우는 자일리톨 껌을 처방, 수분섭취량 조정, 저작 횟수의 지도 등을 시행한다. 또한 강압제, 항우울제 등 복약 상태와의 인과관계를 확인한다.

② 완충기능: 즉청, 느린청, 녹, 황의 4단계 평가를 한다. 즉청을 완충기능 양호, 황을 불량으로 판정. 타액분비량에 비례하는 경우가 많다. 타액량을 증가시키는 지도는 물론이고, 완충기능이 황이나 녹으로 판정된 경우는 식사 후 시간을 두지 말고 바로 양치질을 하는 등의 지도를 시행한다.

③ 뮤탄스균 수: SM값은 타액과 치태 속의 균수를 조사하여 지수0(0/mL), 지수1(100,000/mL), 지수2(500,000/mL), 지수3(1,000,000/mL)으로 판정. 치아우식발현성의 위험을 평가한다.

④ 락토바실러스균 수: LB값은 타액 속의 균수를 조사하여 지수0(1,000/mL), 지수1(10,000/mL), 지수2(100,000/mL), 지수3(1,000,000/mL)으로 판정. 치아우식진행성의 위험을 평가한다.

⑤ 식사 횟수: 하루 3회 이하를 만점으로 하여, 4회, 5회, 6회 이상으로 판정. 스테판커브상에서 임계 pH를 하회하는 시간을 짧게 하기 위해 천천히 먹지 않고 바른 규칙으로 식사를 섭취하도록 지도한다. 또한 식사내용도 동시에 지도한다.

⑥ 치태 축적량: 치태가 치아면에 없는 경우를 0으로 하고, 치경부, 인접부, 이차면 50% 이상으로 평가한다. 양치방법 지도는 치과위생사에 의해 치료 시 및 관리 시에 매번 염색을 시행하며 지도한다.

⑦ 불소 사용상황: 정기적으로 치과의원에서 불소화물을 도포하고 있는지 또는 자택에서 불소함유된 치약을 사용하고 있는지로 판정한다.

(2) DMF/DMFT

치료를 경험한 치아를 되돌릴 수는 없으나, D(질환치)는 F(치료치)로, 혹은 M(결손치)으로 이행하여 향후 치료 경험이 늘어나지 않도록 예방치과의 책무를 환자와 함께 확인해 가는 것이 중요하다.

3) 치주질환 관련검사

(1) 치주질환세균유전자 검사(red complex의 5균종)

(2) 치주조직 정밀 검사

6점법에 의한 치주낭 깊이(probing pocket dapth; PPD), 탐침 시의 출혈(bleeding on probing; BOP), 치아동요도(tooth mobility)를 확인·기록

(3) 가스크로마토그래프 검사

황화수소, 메틸 메르캅탄, 디메틸 설파이드의 3종류 가스를 측정하여, 치주질환세균의 활동성을 평가한다(그림 1, 2).

(4) 위상차현미경 검사

치주질환세균의 종류·양·활동량 등과 그 존재의 확인(그림 3).

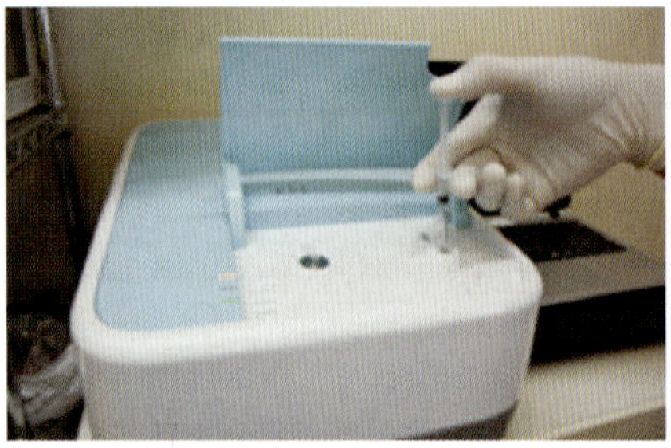

그림 1. 가스크로마토그래프 검사기기.

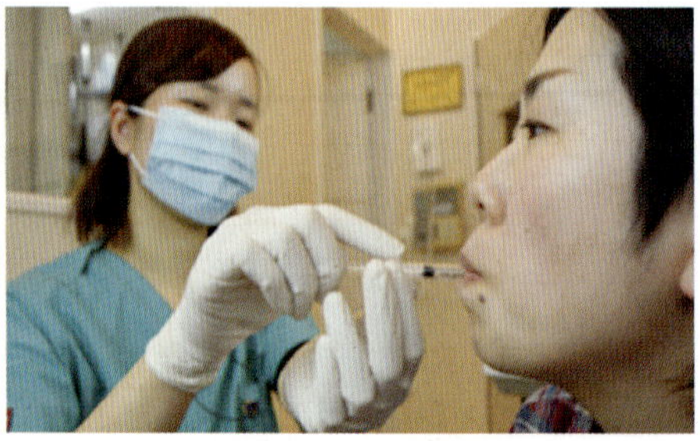

그림 2. 가스크로마토그래프 검사 시의 가스 채취.

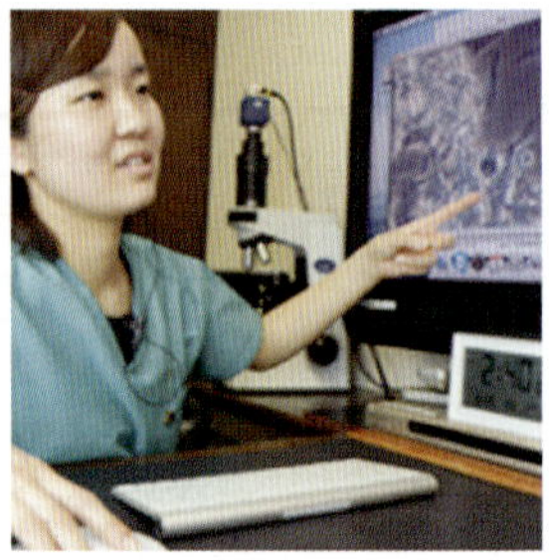

그림 3. 위상차현미경 검사.

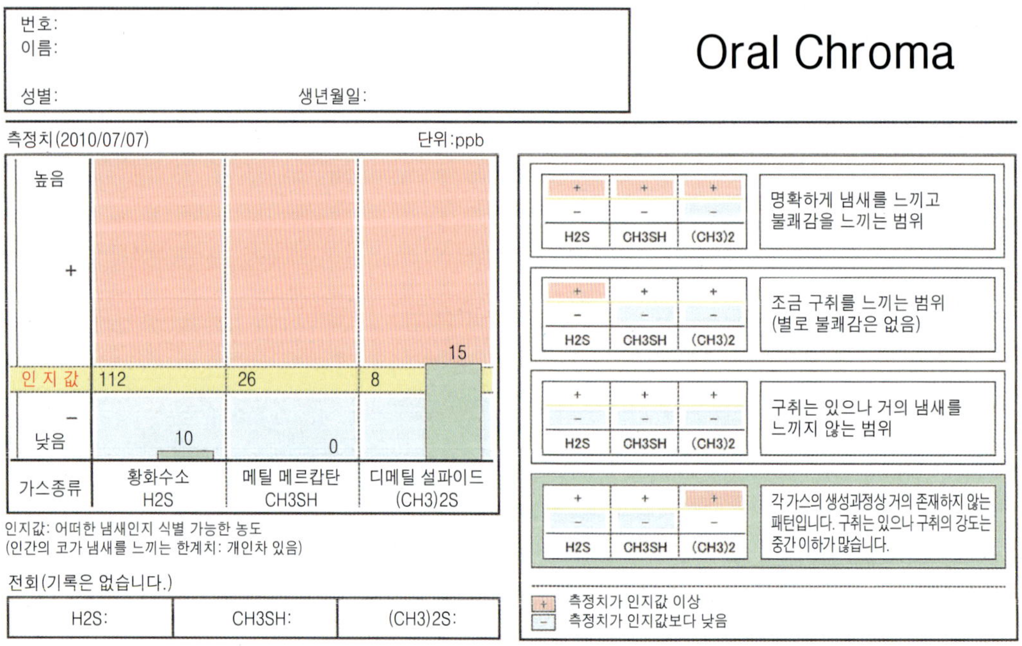

그림 4. 가스크로마토그래프 검사결과.

4. 프로바이오틱스의 처방·섭취(그림 5)

프로바이오틱스 테라피(우수한 유익균을 섭취함에 따라 체내균의 균형을 조정하고, 체질을 바꿔가는 세균요법)를 실시한다. 구강 내에 대해서는 *L.*루테리균을 치석제거술 및 치근활택술SRP(scaling and root planing; SRP)과 맞추어 섭취하는 것으로 치은염의 감소, 치주낭 개선을 유도, 치주질환세균(*A. actinomycetemcomitans, P. gingivalis, P. intermedia*)을 억제하고, 균총의 개선을 목적으로 시행한다. 그 사이 치과위생사는 SRP 등을 실시한다.

1) 프로바이오틱스가 구강 내에서 효과를 발휘하기 쉬운 증례

- 고도의 치은염 환자
- 우식 위험, 치주염 위험이 높은 값의 환자
- 구강 내 면역글로불린 A(immunoglobulin A; IgA) 항체가 많은 환자

2) 프로바이오틱스 실시 시기

- 자가관리: 양치질 후, 취침 전 등
- 오피스관리(전문가관리): 멸균수 사용 후, PMTC 후 등(*L.*루테리균을 초기 정착균으로 함)

3) 효과를 높이기 위한 섭취법 늘리기

- 구강 내에서의 정체 시간을 늘리기 위해 정제는 씹지 않고 혀 위에 15분간 둔다. 껌의 경우에는 타액을 구강 내에 모아서 10분간 저작한다.
- 섭취 전에 혀칫솔을 이용하여 혀 청결을 할 것을 추천한다.

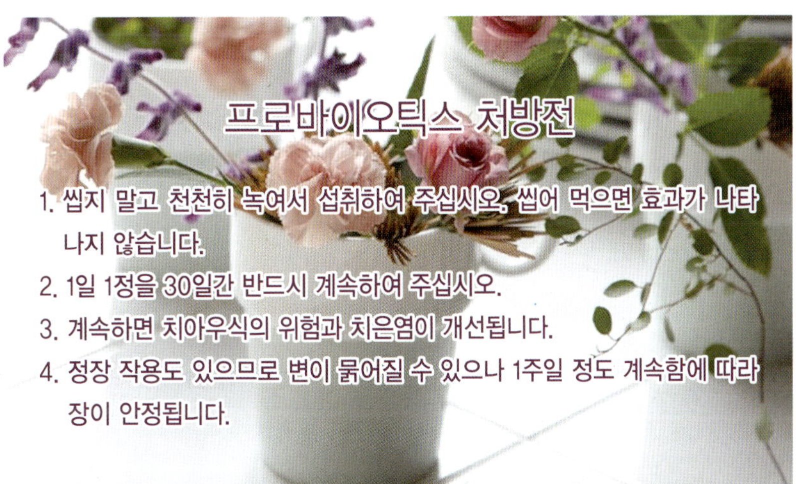

그림 5. 프로바이오틱스 처방전.

■ 처방 시 주의사항 작성 예

1. 씹지 말고 천천히 녹여서 섭취하여 주십시오. 씹어 먹으면 효과가 나타나지 않습니다.
2. 1일 1정을 30일간 반드시 계속하여 주십시오.
3. 계속하면 치아우식의 위험과 치은염이 개선됩니다.
4. 정장 작용도 있으므로 변이 묽어질 수 있으나 1주일 정도 계속함에 따라 장이 안정됩니다.

5. 치주치료의 실시

- 1일째: TBI, 전악 치은연상 치석제거
- 2일째: 전악 치은연상 치석제거, SRP
- 3일째 이후: SRP

최후의 SRP로부터 2주간 이후에 재평가(시술 후와 동일한 검사)를 진행하여 결과가 양호하면 관리로 이행한다(치아우식의 치료가 있으면 시술).

6. 치아우식 치료의 실시

치아우식 위험이 높은 상태에서의 치료는 2차 치아우식의 발생으로 연결된다.

*L.*루테리균을 이용한 프로바이오틱스 테라피에서는 사용 개시 3주를 기준으로 뮤탄스균 수가 감소한다. 그에 따라 치아우식 위험이 감소하는 것으로 알려져 있다.[1]

이로 인해 치주기본치료 개시 전부터 프로바이오틱스를 사용함에 따라 치아우식 치료가 필요한 증례에서 치료효과를 높이는 기능이 있다고 한다.

7. 설문조사 실시(그림 6)

이 설문조사는 다음 2가지 목적을 위해 시행한다.

① 사용 전후의 변화를 조사한다.

② 설문조사 기입에 따라 구강 내의 영향뿐만 아니라 전신에 대해서 좋은 영향을 미치는 것을 알게 한다.

또한 설문조사를 실시함에 의해 한 번만 사용하는 것이 아니라 계속된 사용을 꾀함으로써 확실하게 좋은 결과로 인도하는 기능이 있다.

설문조사

본 병원에서는 프로덴티스®를 구입하신 환자분께 설문조사를 부탁드리고 있으므로, 협력 부탁드립니다.

① 프로덴티스®를 사용하신 느낌은 어떠신가요? 각 항목의 숫자에 ○를 부탁드립니다.

	매우 개선됨		아무렇지 않음		개선되지 않음
입속 상쾌함:	5	4	3	2	1
치아매끄러움:	5	4	3	2	1
구취 :	5	4	3	2	1
침 끈적임 :	5	4	3	2	1
피부 상태 :	5	4	3	2	1
통증 :	5	4	3	2	1
위장 상태 :	5	4	3	2	1
알레르기증상:	5	4	3	2	1

프로덴티스®에는 아래와 같은 효과가 있습니다. 알고 계신 항목에 체크하여 주십시오.

- □ 치주질환균을 줄이는 것을 알고 있음
- □ 치아우식을 줄이는 것을 알고 있음
- □ 위의 파일로리균을 줄이는 것을 알고 있음
- □ 치경이 단단해지는 것을 알고 있음
- □ 침량이 늘어나는 것을 알고 있음
- □ 구강 내에 정착하기 쉬운 유익균임을 알고 있음
- □ 임신성 치은염의 억제효과가 있음을 알고 있음
- □ 임신 중의 건강관리에도 연결됨을 알고 있음

② 프로덴티스®를 사용하신 종합평가(숫자에 ○를 부탁드립니다.)

매우 만족		보통		매우 불만
5	4	3	2	1

그림 6. 프로바이오틱스 사용에 관한 설문조사.

2 치과치료가 없을 경우의 기본 흐름(진료의 흐름)

코지마 쓰네노부·마쓰다 노조미

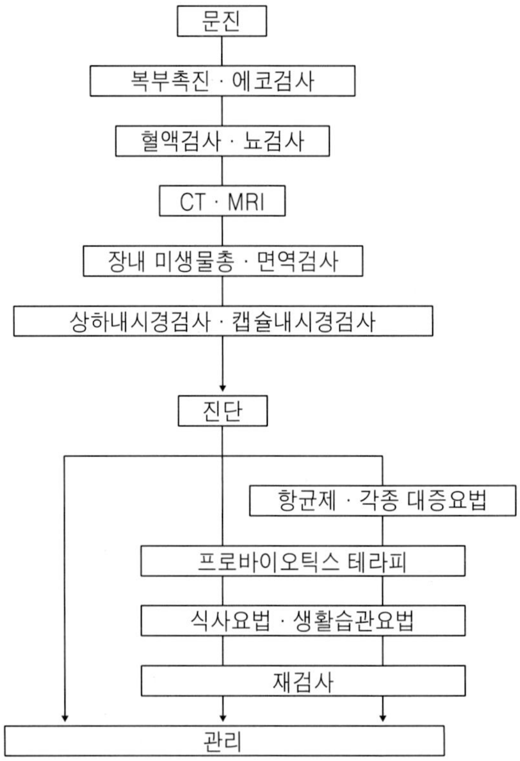

【1. 박테리아 테라피(프로바이오틱스 테라피)에서 의료 스탭의 필요사항】

- 환자가 신체의 어디에 불안을 느끼고 있는지에 신경을 쓴다: 일상대화를 통해 환자의 관심을 파악한다.
- 팀의 연계가 잘 된다: '환자의 전신 건강을 보조한다'는 공통인식을 가진다.
- 흥미가 있는(흥미를 가질 만한) 포인트를 파악하여 흥미를 가진 환자에게 접근한다.
- 환자가 행동을 일으키기까지의 심리의 흐름(아래 그림)을 이해해 둔다.

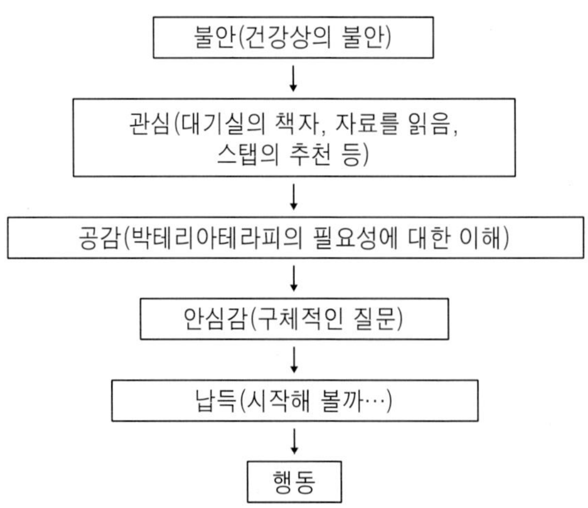

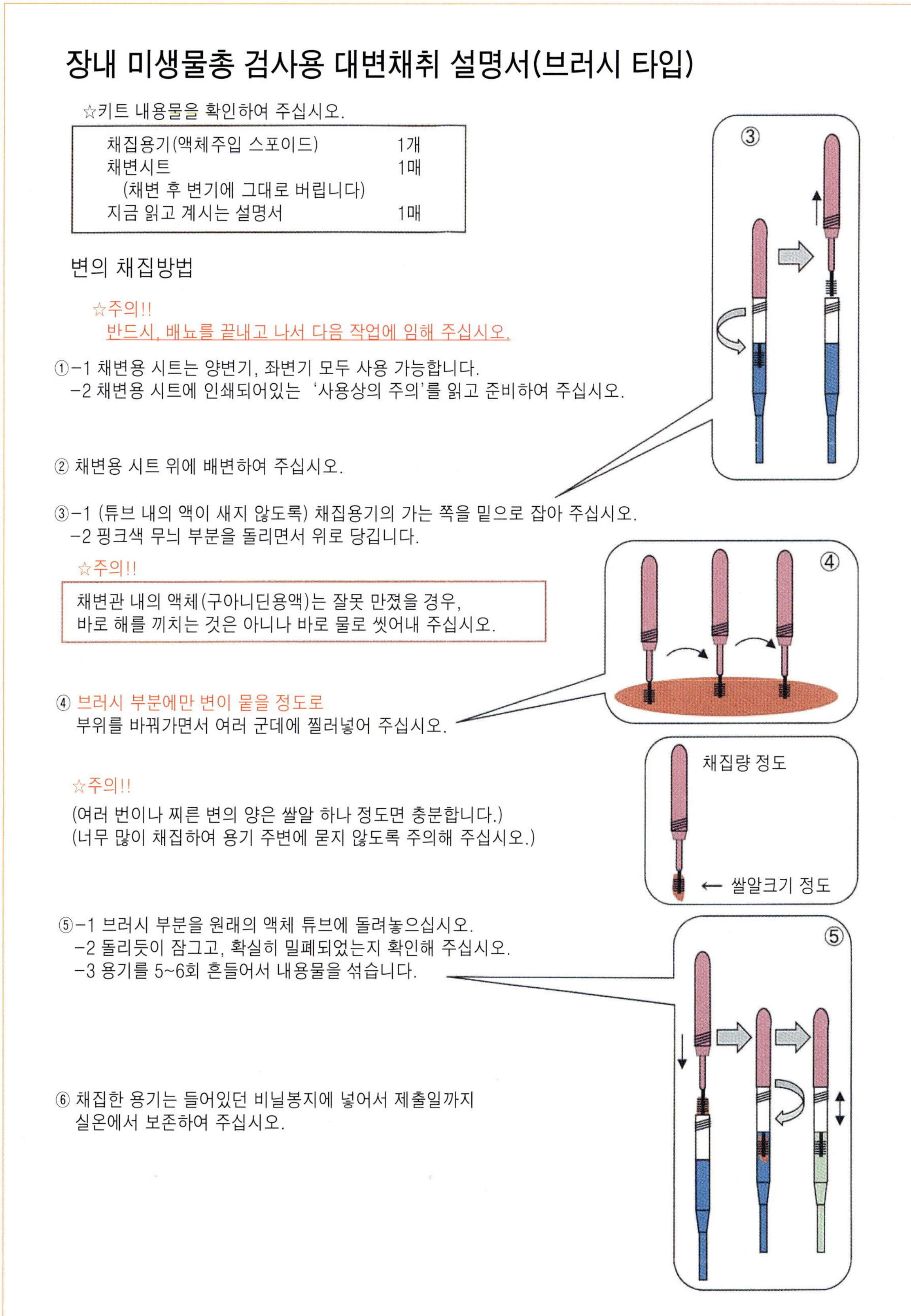

장내 미생물총 검사용 대변채취 설명서(브러시 타입)

☆키트 내용물을 확인하여 주십시오.

채집용기(액체주입 스포이드)	1개
채변시트 (채변 후 변기에 그대로 버립니다)	1매
지금 읽고 계시는 설명서	1매

변의 채집방법

☆주의!!
반드시, 배뇨를 끝내고 나서 다음 작업에 임해 주십시오.

①-1 채변용 시트는 양변기, 좌변기 모두 사용 가능합니다.
-2 채변용 시트에 인쇄되어있는 '사용상의 주의'를 읽고 준비하여 주십시오.

② 채변용 시트 위에 배변하여 주십시오.

③-1 (튜브 내의 액이 새지 않도록) 채집용기의 가는 쪽을 밑으로 잡아 주십시오.
-2 핑크색 무늬 부분을 돌리면서 위로 당깁니다.

☆주의!!

채변관 내의 액체(구아니딘용액)는 잘못 만졌을 경우,
바로 해를 끼치는 것은 아니나 바로 물로 씻어내 주십시오.

④ 브러시 부분에만 변이 묻을 정도로
부위를 바꿔가면서 여러 군데에 찔러넣어 주십시오.

☆주의!!
(여러 번이나 찌른 변의 양은 쌀알 하나 정도면 충분합니다.)
(너무 많이 채집하여 용기 주변에 묻지 않도록 주의해 주십시오.)

⑤-1 브러시 부분을 원래의 액체 튜브에 돌려놓으십시오.
-2 돌리듯이 잠그고, 확실히 밀폐되었는지 확인해 주십시오.
-3 용기를 5~6회 흔들어서 내용물을 섞습니다.

⑥ 채집한 용기는 들어있던 비닐봉지에 넣어서 제출일까지
실온에서 보존하여 주십시오.

그림 1. 대변채취법.

【2. 검사】

주체적 검사는 장내 미생물총 검사–대변채취키트(그림 1).

【3. 사용설명】

아침 또는 취침 전에 섭취 권장. 정제의 수는 장내 미생물총 검사 후의 유익균 수치에 따라 결정된다.

【4. 주의사항】

박테리아 테라피는 누구에게도 추천할 수 있는 안전한 것이다. 단, 기본적으로 환자 본위의 치료이기 때문에 적절한 식사·운동·휴식에 주의하여 규칙적인 생활에 따른 컨디션 관리가 중요함을 환자에게 전달한다.

지도할 때에는 수면기록표(그림 2), 식사기록표(그림 3), 배변 캘린더(그림 4)를 이용하여 생활개선을 쉽게 한다.

세이케이카이(誠敬會)클리닉 수면기록

이름 ____________________

날짜	수면시간 19:00 21:00 23:00 1:00 3:00 5:00 7:00 9:00 11:00	낮잠 시간	총 수면시간	밤에 깬 횟수	기상 시 느낌	비고
10/1 (木) 기입례	잠들지 못한 시간 / 잠든 시간 / × / 도중에 깨었을 때	60 (분)	300 (분)	2	상쾌하다. 잠 깨는 것이 약간 힘들다. 졸리다. 해당하는 항목에 ○을 표시해 주세요.	잠드는 것이 어려웠다. 한 번 깨면 다시 잠드는 데 시간이 걸렸다.
/ ( )					상쾌하다. 잠 깨는 것이 약간 힘들다. 졸리다.	
/ ( )					상쾌하다. 잠 깨는 것이 약간 힘들다. 졸리다.	
/ ( )					상쾌하다. 잠 깨는 것이 약간 힘들다. 졸리다.	
/ ( )					상쾌하다. 잠 깨는 것이 약간 힘들다. 졸리다.	
/ ( )					상쾌하다. 잠 깨는 것이 약간 힘들다. 졸리다.	
/ ( )					상쾌하다. 잠 깨는 것이 약간 힘들다. 졸리다.	
/ ( )					상쾌하다. 잠 깨는 것이 약간 힘들다. 졸리다.	

그림 2. 수면기록표.

식사기록표

무엇을 먹었는지 기입해 주십시오. 사탕 한 알인데…라고 넘어가서는 안 됩니다.
껌 1개, 과자 한 입이라도 기입해 주십시오. 양은 기입하지 않아도 됩니다.

다음 내원 시에 이 식사기록표를 반드시 가지고 와 주십시오.

(기입례)

6–7	7–8	8–9	9–10	10–11	11–12	12–13	13–14	14–15	15–16	16–17	17–18	18–19	19–20	20–21	21–22	22–23
물	밥 된장국 생선		목캔디 콜라			초밥 녹차		과자 녹차		주스 사탕			불고기 김치 밥 맥주 토마토	껌		소주 새우깡

월 일 요일

6–7	7–8	8–9	9–10	10–11	11–12	12–13	13–14	14–15	15–16	16–17	17–18	18–19	19–20	20–21	21–22	22–23

월 일 요일

6–7	7–8	8–9	9–10	10–11	11–12	12–13	13–14	14–15	15–16	16–17	17–18	18–19	19–20	20–21	21–22	22–23

월 일 요일

6–7	7–8	8–9	9–10	10–11	11–12	12–13	13–14	14–15	15–16	16–17	17–18	18–19	19–20	20–21	21–22	22–23

세이케이카이 클리닉 담당

그림 3. 식사기록표.

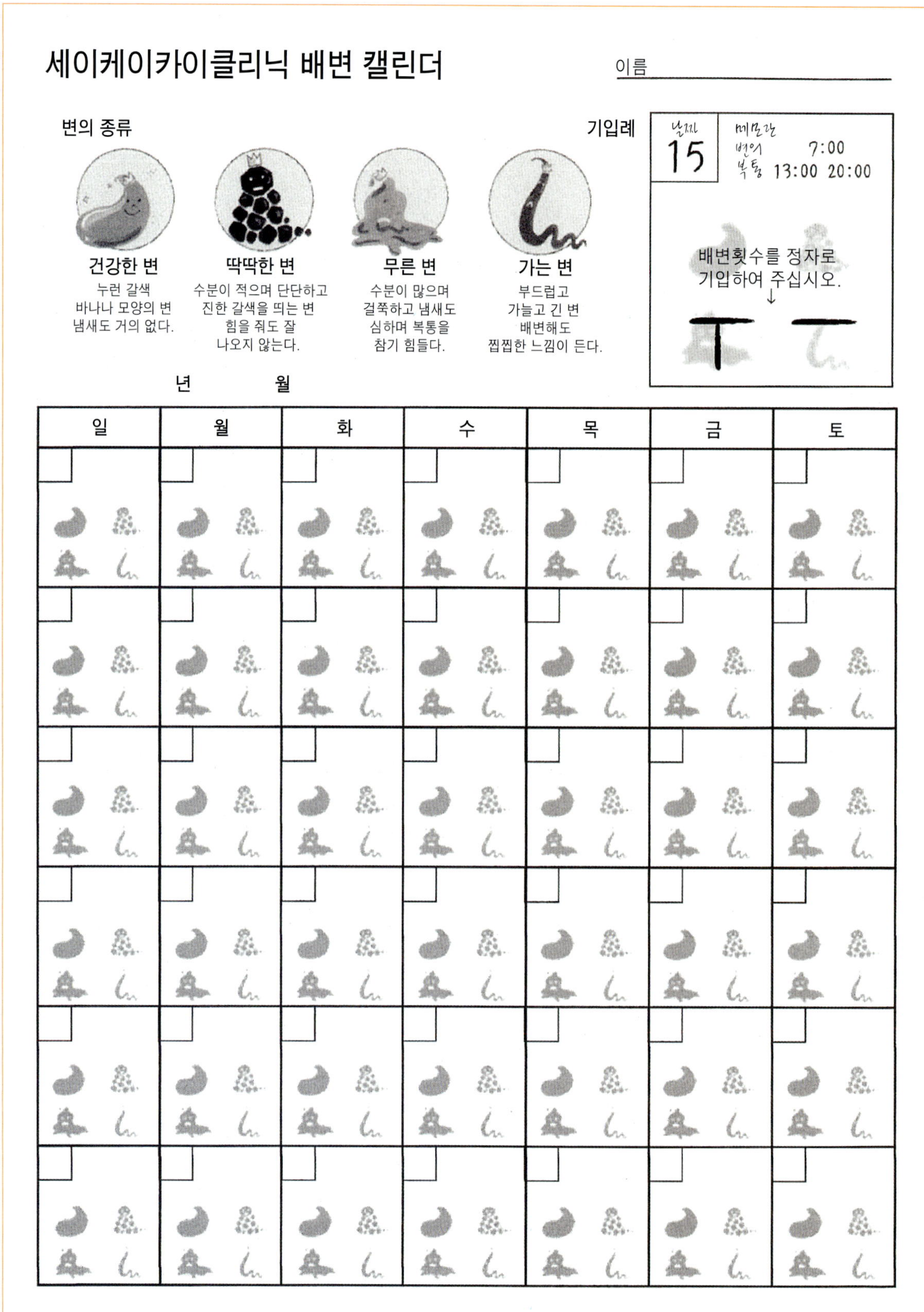

세이케이이카이이클리닉 배변 캘린더

이름 ______________________

변의 종류

건강한 변	딱딱한 변	무른 변	가는 변
누런 갈색 바나나 모양의 변 냄새도 거의 없다.	수분이 적으며 단단하고 진한 갈색을 띄는 변 힘을 줘도 잘 나오지 않는다.	수분이 많으며 걸쭉하고 냄새도 심하며 복통을 참기 힘들다.	부드럽고 가늘고 긴 변 배변해도 찝찝한 느낌이 든다.

기입례

날짜 15

메모란
변의 7:00
복통 13:00 20:00

배변횟수를 정자로
기입하여 주십시오.
↓

년 월

일	월	화	수	목	금	토

그림 4. 배변 캘린더.

Column 4

대변이식

건강한 사람의 대변을 환자의 장관 내에 주입 투여 이식하여 장내 미생물총의 균형 붕괴를 개선하고 여러 질환을 치료하는 방법이 최근 주목받고 있다.

최근 clostridium difficile(위막성 장염의 발병)의 치료로서 개발되어 극적 유효성이 인정되었다.

더욱 놀라운 것은 무균 쥐를 이용한 실험에서는 살찐 사람의 대변을 이식한 쥐는 체중이 증가하고, 반대로 마른 사람의 대변을 이식한 쥐는 살이 잘 찌지 않는 것으로 판명되었다.[1)] 이상에서 이식한 세균총은 전신에 영향을 주는 것이 시사되고 있다.

임상적으로 만성 지속성의 난치성 궤양성 대장염 환자에게 건강한 사람의 대변을 이식한 후 무투약으로 장기관해를 얻을 수 있었다고 한다.

한편 최근의 RNA유전자적 장내 미생물총 해석법을 이용하여 상세히 연구한 결과 보고에서는 수용자의 미생물총이 공여자의 미생물총에 매우 유사하게 됨을 알게 되었다.

유럽에서는 이미 성행하고 있고 이 치료법을 이용하여 dysbiosis(장내 미생물총의 혼란상태)에서 symbiosis(정상 미생물총)로 개선하여 여러 난치성 질환의 치료가 시도되고 있다. 때로는 극적 유효성이 확인되고 있다.

향후 염증성 장질환(궤양성 대장염과 크론병 등), IBS(과민성 대장증후군), FD(기능성 소화관장애) 등 소화기질환에 한정되지 않고, 자가면역질환(다발성 경화증 등), 만성 피로증후군, 비만증, 자폐증, 알레르기성 질환(꽃가루 알레르기, 천식, 아토피성 피부염 등) 기타의 질환에도 유효성을 시사하고 있다.

향후의 치료법으로서 크게 기대되고 있다. 투여방법으로서 현재 내시경으로 직접 주입하는 방법과 필터로 불순물 처리 후 캡슐에 봉입하여 경구내복투여하는 방법이 있다.

(코지마 쓰네노부)

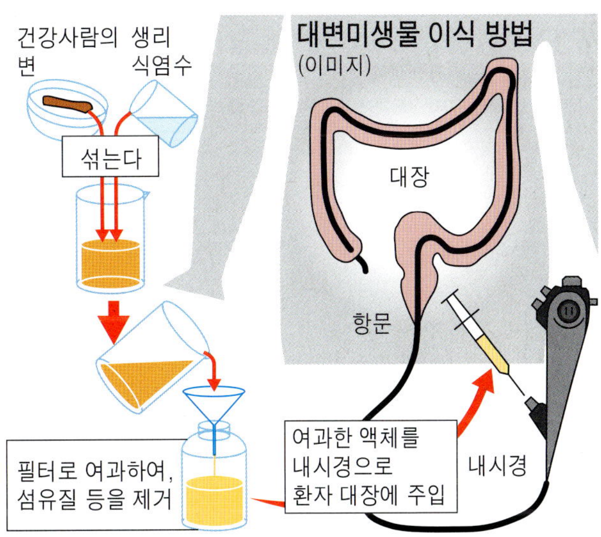

【참고문헌】

1) Ridaura V K. *et al*: Science. 2013 ; 341(6150): 1241214.

2. 임상 응용의 실제

1 임상 응용에 있어서

쓰지무라 스구로

현재 쓰지무라 치과의원을 시작으로 전국에서 30곳의 치과의원이 참가하는, 자유진료를 주체로 하는 건강 창조형 치과치료를 제공하는 'T-method Institute'라는 그룹이 존재한다. 이 그룹에서는 검사에서 관리까지를 자유진료로 진행하고 있고 'Total Health Program(THP)*'이라 불리는 비외과적 치주 초기치료를 주체로 시술을 하고 있다.

기존 의료분야의 사고방식과 다른 하나로 구강 내 미생물총의 영재교육으로서 프로바이오틱스 테라피를 도입하는 것을 들 수 있다. 종래의 치료행위에 있어서는 세균 수를 줄여 염증을 억누르는 것에 주안점을 두고 있었으나 이 그룹에서는 총균수를 바꾸는 일 없이, 단적으로 말하면 유익균-유해균의 비율을 '질환이 생기기 어려운 상태까지 조절하는 일'을 목표로 하고 있다. T-method Institute에서는 이 행위를 '구강 내 세균총의 영재교육'으로 비유한다.

기본적으로는 구강 내 미생물총의 총균수에는 개인차가 있으나 반드시 일정 수가 유지된다. 약제를 이용한 화학요법에서는 약제의 작용에 의해 질환의 원인이 되는 유해균은 물론이고 유익균도 포함한 총균수를 한 번에 0에 가깝게 만들어 버린다. 그리고 투약치료 종료 후 약 4주에 걸쳐 원래 상태로 돌아가는 일이 일어나고 있는 것이다. 그에 따라 사용한 약제에 대한 내성균이 생겨나 다시 똑같은 약제를 사용하면 처음보다 효과가 떨어지게 된다.

그래서 THP에서는 사용하는 조직재생 기능수의 농도, pH 등을 조절하여 필요 이상으로 살균력을 올리지 않고 세균총의 질을 조절하는 것을 주로 하여, 유익균을 보존하며 세균요법으로서 프로바이오틱스에 의한 유익균의 이식 및 정착·증식을 촉진하기 위해 프리바이오틱스(prebiotics)**를 사용한다(표 1). 프로바이오틱스의 먹이가 되는 섬유성 식품, 발효성 식품을 식생활교육으로 환자에게 추천하여 총균수를 최대한 줄이는 과정을 배제하도록 시술하고 있다.

*** Total Health Program (THP)의 5가지 특징**

첫 번째, 벨기에의 카톨릭대학에서 개발된 Full-Mouth Disinfection(FMD)의 개념을 바탕으로 치주질환세균만이 아닌, 치아우식 관련 세균을 포함한 구강 내 전체 세균의 환경을 정리하기 위한 것이며 한 번에 구강 내의 세균총을 건강한 사람과 같은 구강 내 환경까지 리셋한다.

두 번째, 치은을 박리하는 일 없이 초기 치주치료를 완료한다. 비외과적 시술이다.

세 번째, 신바이오틱스요법[1]에 의해 구강 내 위험 감소뿐 아니라 장내 미생물총의 개선을 통한 전신질환에 대해서 선제방어형 예방을 목표로 한다.

네 번째, 프로그램 전용으로 기존의 살균 목적의 멸균수를 조절하여 분할증쇄·장쇄폴리인산에 의한 조직재생유도(리젠티스사: 시바 케이이치 박사와의 공동연구에 의해 확립되었다)에 의해,[2,3] 세균통의 최적 조절에서 질적 조절을 하는 것뿐 아니라 조직 회복, 재생 유도를 시행한다.

다섯 번째, 생애에 있어서 구강 내 환경에서 전신의 건강을 유지·증진하는 것을 실현하는 예방프로그램이다.

**** 프리바이오틱스:** 1995년 Gibson과 Roberfroid에 의해 '특정 장내세균의 증식과 활동을 선택적으로 촉진하는 것으로, 숙주의 건강 증진에 기여하는 난소화성 식품성분'으로 정의되어 있다. 프로바이오틱스는 생체에 대해서 생균의 활성화를 시행하는 것에 대비하여, 프리바이오틱스는 식품성분이 장내 미생물총을 자재화(영양공급원으로서 이용)하고 있다.

표 1. 대표적인 프리바이오틱스

	명칭	원료	제조법
올리고당	프락토 올리고당	과당	효소반응(전이·축합)
	갈락토 올리고당	유당	
	락토 스크로스	유상·설탕	
	크실로 올리고당	크시란	효소반응(다당류의 분해)
	이누로 올리고당	이누린	
	라피노스	텐사이	식물이 유출
	대두 올리고당	대두	
	락츄로스	유당	알카리 이성화반응
	명칭		
식물섬유	난소화성 덱스트린(이소화성을 포함한 말토덱스트린)		
	폴리텍스트롬(포도당의 β-1.6결합의 중합물)		
	구아검 분해(갈락토만난 가수분해)		

프로바이오틱스 테라피를 이용한 효과로서 치주기본치료인 THP 시과 병행하여 진행하는 것에 의해 본 장의 증례 제시와 같이 *A. actinomycetemcomitans, P. gingivalis, P. intermedia*의 감소와 통상의 치석 제거술 및 치근활택술(SRP) 효과보다도 임상적 부착수준(CAL)의 개선을 몇 배 높이는 효과를 얻고 있다.

또한 치아우식 위험에 관해서도 표 2에 정리한 것과 같이 덴트컬트®(ADI.G, 오랄관리)에 의해 치아면 치태 속의 뮤탄스균의 균수를 저하시키는 결과를 얻고 있다.

표 2. 치태 속의 집락 수(CFU)의 그룹별 변화

치아면 치태 채취 CFU/mL	S.m.0	S.m.1 < 10^5	S.m.2 10^5~10^6	S.m.3 > 10^6
프로바이오틱스 사용 전	2	19	27	56
프로바이오틱스 사용 후	28	46	21	9

※ 프로바이오틱스로서 로젠지(사탕) 또는 껌을 전체 헬스 프로그램의 시술과 동 시기에 사용.
n=104

또한 이 장의 증례 부분에서 T-method Institute의 그룹위원에서 통일된 연구계획서로 실시한 프로바이오틱스 테라피 증례를 제시한다.

Column 5

식사와 장내 미생물총에 대하여

장내 미생물총을 구축하는 요인에는 **연령, 유전, 지역, 식사** 등이 있으나 특히 약제를 포함한 식사는 미생물총에 큰 영향을 미친다. 출생 직후는 비피더스균이 출현하지 않으나 수유 개시 후에 급격하게 늘어나기 시작해 유산간균 등도 출현하기 시작한다. 이는 모친의 유관에 잠복해 있는 비피더스균과 *L*.루테리균 등이 모유와 함께 신생아에 흡수되는 것에서 비롯된다. 더욱이 모유에 많이 포함된 올리고당이 장관내에서 영영분이 되어, 비피더스균과 *L*.루테리균 등의 증식을 촉진한다. 이렇듯이 유익균인 프로바이오틱스와 그 영양분이 되는 천연 올리고당을 프리바이오틱스(prebiotics)라고 한다.

프리바이오틱스란 생명(biotics)의 전에 앞서(pre)라는 의미로 '생명 이전의 것' 즉, '물질, 성분'이라는 것으로, '장관 내의 유익균의 활동 및 증식을 촉진하고, 숙주에게 유익한 효과를 초래하는 난소화성 식품성분'을 가리킨다.

유익한 효과에는

- ***L*.루테리균과 비피더스균과 같은 유익한 균의 증식**
- **장점막조직의 건전화, 기능유지,**
- **변의 형성촉진이 있고,**

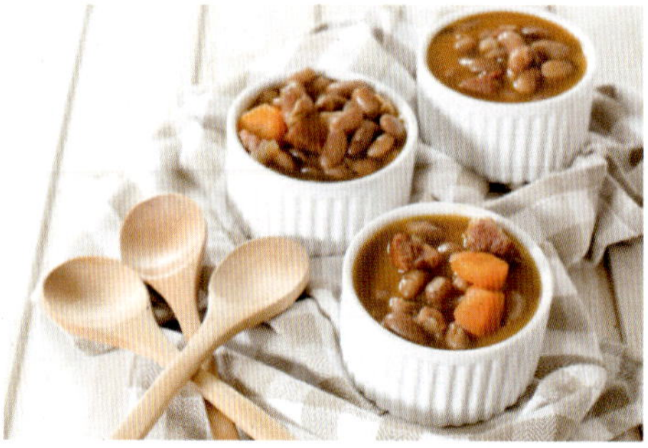

난소화성 식품으로는

- **올리고당계**
  모유, 파, 우엉, 대두제품
- **식물섬유계**
  곡물, 마류, 콩류, 해초, 버섯류

등이 있다. 이러한 프리바이오틱스와 프로바이오틱스를 함께 섭취 또는 그 양자를 포함한 식품과 제제를 '신바이오틱스'라고 하고 장관 내에서 유익균을 키우는 데에 매우 효과적이다.

현대사회에 있어서 식사는 장내 미생물총에 큰 영향을 미치고 있고 약제, 화학조미료, 패스트푸드의 증가와 식물섬유와 발효식품의 저하는 미생물총을 빈약한 상태로 만들어 프로바이오틱스가 커나가기 어려운 환경이 되어 있다. 우리들과 공존하고 있는 500종 500조 개 이상의 인체 상주균과 양호한 공생관계를 유지하여 질병을 예방하고 건강을 유지하기 위해서도 약물의 사용과 화학조미료, 패스트푸드의 섭취를 최대한 줄이고 유익균, 식물섬유, 발효식품을 정기적으로 섭취하여, 상주균의 균형과 다양성을 구축하는 것이 필요하다.

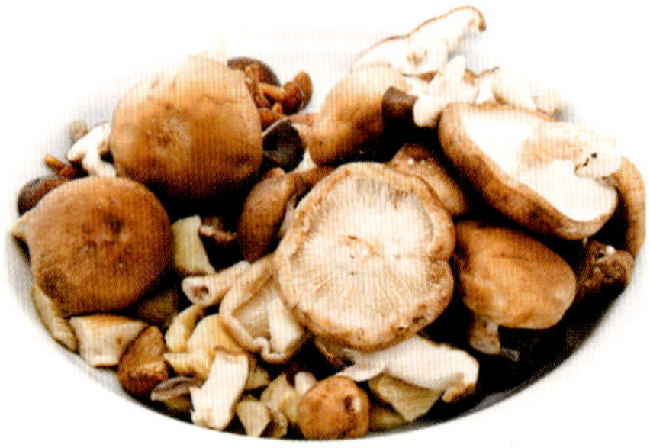

(요도에 코타로)

Column 6

환자에게 추천하는 '장 운동에 도움이 되는 빵'

● 신바이오틱스의 빵과 재료의 예 ●

1. 호두, 건과일의 호밀빵

- 보통 빵의 재료
  강력분, 쇼트닝, 설탕, 소금, 물,
  드라이 이스트 등
- 추가할 장운동 재료
  호밀(저G1식품/수용성, 식물섬유: β글루칸)
  구아검(다당류 · 식물섬유)
  호두(오메가3지방산)
  건과일(식물섬유 · 올리고당)
  쇼트닝 대신 미강유

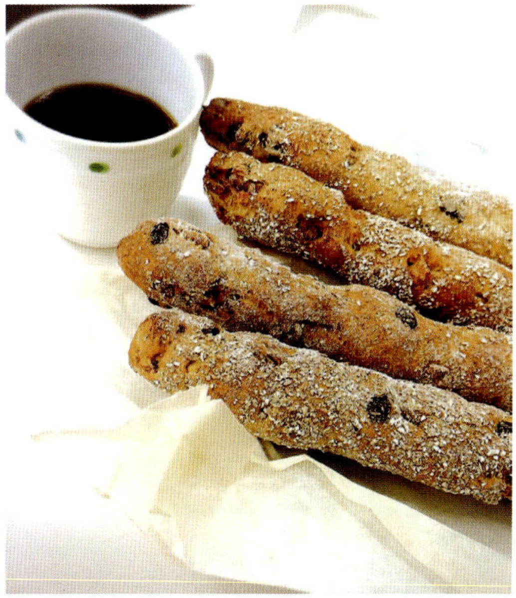

2. 벌꿀, 코코넛오일을 사용한 식빵

- 보통 빵의 재료
  강력분, 소금, 물, 버터,
  드라이 이스트 등
- 추가할 장 운동 재료
  올리고당
  구아검(다당류 · 식물섬유)
  벌꿀
  코코넛오일(버터 대신)

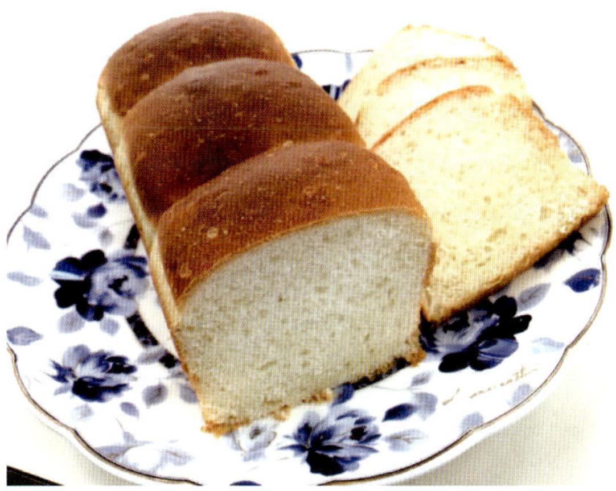

(쓰지무라 스구로)

【참고문헌】

【1.】

1）Vivekananda MR, Vandana KL *et al*：Effect of the probiotic *Lactobacilli reuteri* (Prodentis) in the management of periodontal disease : a preliminary randomized clinical trial．J Oral Microbiol. 2010 ; 2 : 10. 3402．

2）Çaglar E, Kuscu OO, *et al* : A probiotic lozenge administered medical device and its effect on salivary mutans streptococci and lactobacilli. Int J Paediatr Dent. 2008 ; 18 : 35-39.

【2.】

1）Gibson GR, Roberfroid MB：Dietary modulation of the human colonic microbiota: introducing the concept of prebiotics. J Nutr. 1995 ; 125（6）: 1401-1412.

2）Morita K, Doi T, *et al*：Enhanced initial bone regeneration with inorganic polyphosphate-adsorbed hydroxyapatite. Acta Biomaterialia. 2010 ; 6（7）: 2808-2815.

3）Yamaoka M, Uematsu T, *et al*：Effect of inorganic polyphosphate in periodontitis in the elderly. Gerodontology. 2008 ; 25 (1): 10-17.

【증례 1】 치주질환을 완전히 치료하고 싶다는 환자

아베 유이치

- **초진:** 2015년 1월
- **환자:** 63세, 여성, 비흡연자
- **주요 증상(환자의 희망):** 잇몸 상태가 나빠 다른 병원에서 몇 십 년이나 치료를 받았으나 치면세마나 치석 제거 치료뿐이었기 때문에 확실히 고치고 싶어 내원
- **전신질환·건강상태:** 양호
- **전신의 치료력, 복용 중인 약제:** 아토피 치료력 있음. 복용약 없음
- **구강의 질환·건강상태:** 왼쪽 아래 구치부에 교합통 있음. 보철물의 일부가 부적합하여 치태 부착이 확인됨
- **구강 치료 이력:** 잇몸 상태가 나빠 다른 병원에서 치료받았으나 개선이 되지 않아 대학병원으로 옮겨옴. 치주질환 외래로 좌측 상악 구치부 및 하악 전치부에 FOP수술을 시행함. 결국 좌측 상악 구치부는 2014년 10월에 발치하였음. 결손부에 부분총의치를 제작하였으나 맞지 않았고 현재까지 사용하고 있지 않음. 그 때문인지 최근 좌측 하악 구치부에 교합통이 나타남
- **초진 시 검사:** 초진 시 구강 내 육안 진단(그림 1), 파노라마 X선사진 검사, 일반검사, 치주조직검사(그림 2), 타액검사(그림 3), 위상차현미경 검사·가스크로마토그래프 검사를 시행함

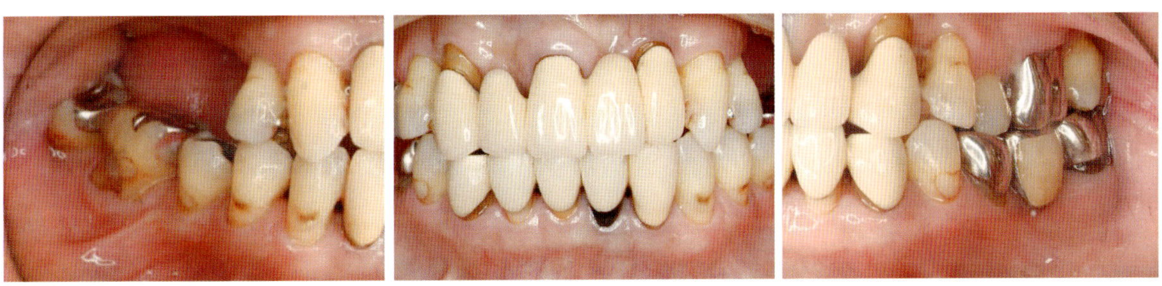

그림 1. 초진 시의 구강 내 사진.

치주정밀검사표　환자명　카르테 NO.　검사일 2015.01.23　PCR 29.5%

부위	8	7	6	5	4	3	2	1	1	2	3	4	5	6	7	8
치태																
동요도	결	0	0	0	1	1	결	1	결	1	1	1	결	결	결	결
치주낭 (출혈점)		4 2 2	3 2 2	2 2 2	3 2 4	4 2 3		2 2 3		2 2 3	2 2 2	2 2 2				
치주낭 (출혈점)		2 3 4	3 3 2	2 2 2	3 2 3	3 2 3		3 3 2		3 3 2	2 3 3	4 2 2				
부위	8	7	6	5	4	3	2	1	1	2	3	4	5	6	7	8
치주낭 (출혈점)		3 3 3		3 2 3	2 2 3	2 2 3	2 2 2	2 2 2	2 2 2	2 2 2	2 2 3	3 2 2	2 2 2	2 3 3	3 3 3	
치주낭 (출혈점)		3 2 3		2 2 2	2 2 3	3 3 3	3 2 2	2 2 2	2 2 2	2 2 2	2 2 2	2 2 2	2 2 2	3 3 2	3 3 3	
동요도	결	0	결	0	0	0	1	1	1	1	0	0	0	0	0	결
치태																

출혈　고름　출혈+고름　BOP 0.8%　｜　근분지부병변 ▲1도 ▲2도 ▲3도　｜　프로빙 ~3mm 96.2%　4~6mm 3.8%　7mm~ 0.0%

그림 2. 초진 시의 치주조직 정밀검사표.

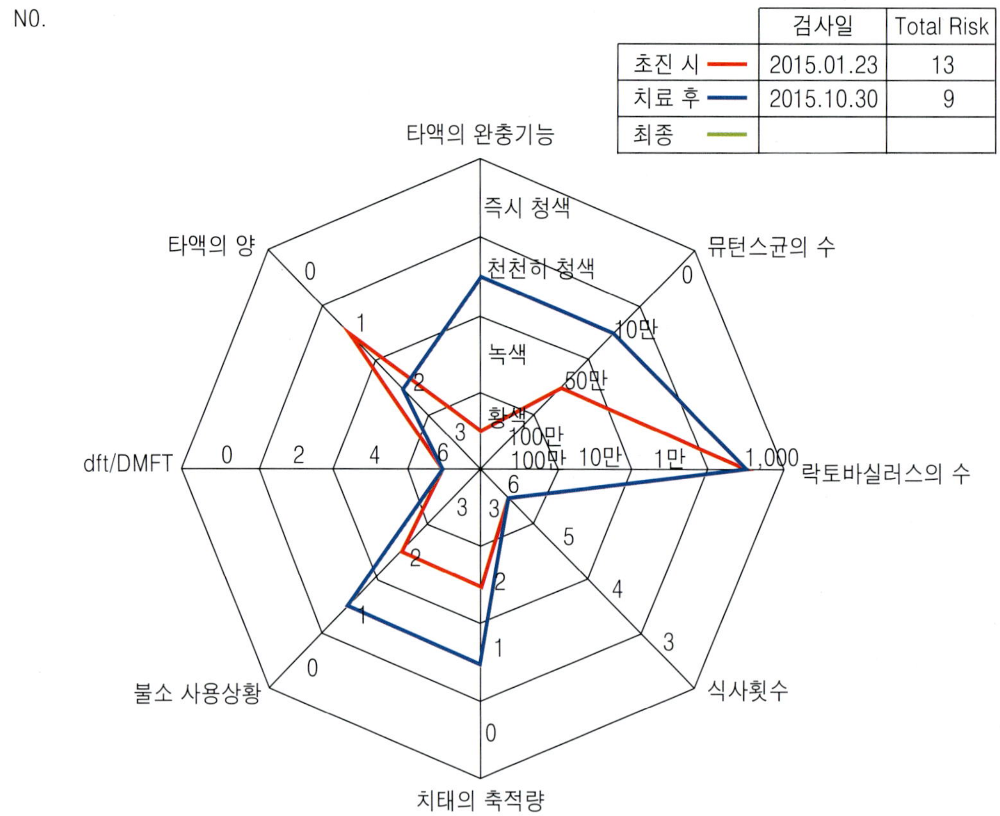

그림 3. 타액검사, 세균검사 자료 및 현미경 파일 자료에서 산출해 낸 레이더 차트.

- **진단·치료 방침**: 검사결과(위상차현미경 검사·타액검사·가스크로마토그래프 검사·치주조직검사)에서 중도 만성 치주염으로 진단되었고, 나선상균 및 곰팡이균의 증대가 확인되었다. 타액검사에서 뮤탄스균의 지수가 2였기 때문에 일단 구강 내 균총을 리셋하여 개선을 꾀하기 위해 초기 치주치료(전 6회)의 도입과 프로덴티스®(1상자 30정, 바이오가이아 재팬)를 병용하는 것으로 건강한 사람 정도로 균총을 개선하는 것을 목표로 구강환경의 안정을 꾀함

【처치 및 경과】

2015년 1월 23일: 진료상담에서 검사결과를 설명하고, 치주기본치료(전 6회 자유진료) 도입 설명

- 초기 치주치료

1회차: 2015년 2월 3일. 상하악 PW에서 전악 세정 및 치석제거, 3DS 트레이 제작용 인상채득

2회차: 2015년 2월 10일. #11~17 SRP 프로바이오틱스 테라피 설명 및 프로덴티스®를 3상자 처방하여 섭취 개시

3회차: 2015년 2월 13일. #21~27 SRP

4회차: 2015년 2월 16일. #31~37 SRP 자일리톨 껌 100% 구입

5회차: 2015년 2월 20일. #41~47 SRP

6회차: 2015년 3월 6일. 전악 치석제거, PW 1개월분 전달, 치주기본치료 후 검사 실시(재평가)(그림 4)

【증례 해설】

구강 내 사진을 확인하니 보철수복물이 많고 지금까지 빈번하게 통원하여 수복을 반복한 것을 알 수 있다. 부분적으로 치태가 잔존하는 부위도 있기 때문에 치주기본치료인 Total Health Program(THP)의 시술을 시행하면서 최대한 치태를 제거하도록 지도하였다. 그로 인해 시술 후 치태 지수가 29.5%에서 1.1%로 감소, 치주낭도 3.8%에서 0%로 개선되었다.

타액검사 자료를 살펴보니 구강의 균총 개선에 의해 유해균을 감소시켜 유익균의 이식에 의한 뮤탄스균의 감소, 타액완충기능의 개선되었음을 알 수 있다. 이에 따라 전체 위험이 치료 전 13이나 되던 것이 9가 되었고 단기간에 많은 위험이 감소하였다. 이것은 단순히 치주질환세균을 제균한다는 개념이 아니라 구강 내의 균총에 주목하고 균총 자체의 개선에 치료의 주안점을 둔 성과로 생각할 수 있다. 즉, 치주질환 치료에 있어서는 구강 내 세균의 균형을 정리하는 치료가 필요하며 프로바이오틱스를 투여하면 더욱 좋은 환경을 만들어 내어 세균의 균형이 건강한 사람 정도까지 회복된 후 관리를 진행하면 예방할 수 있다고 생각된다.

치주정밀검사표　　환자명　　카르테 NO.　　검사일 2015.03.06　　PCR 1.1%

치태		×	×	×	×	×		×		×	×	×				
동요도	결	0	0	0	0	1	결	0	결	0	0	0	결	결	결	결
(출혈점) 치주낭		2 2 2	2 2 3	2 2 2	2 2 2	2 2 2		2 2 2		2 2 2	2 2 2	2 2 2				
치주낭 (출혈점)		2 3 2	3 3 2	2 2 2	2 2 2	2 3 3		2 2 2		2 2 2	2 2 2	2 2 2				
부위	8	7	6	5	4	3	2	1	1	2	3	4	5	6	7	8
(출혈점) 치주낭		2 2 2		2 2 2	2 2 2	2 2 2	2 2 2	2 2 2	2 2 2	2 2 2	2 2 2	2 2 3	2 2 2	2 2 2	2 3 2	
치주낭 (출혈점)		2 2 2		2 2 2	2 2 2	2 2 2	2 2 2	2 2 2	2 2 2	2 2 2	2 2 2	2 2 2	2 2 2	2 2 2	2 2 2	
동요도	결	0	결	0	0	0	1	1	1	1	0	0	0	0	0	결
치태		× (▲)		×	×	×	×	×	×	×	×	×	×	×	×	

출혈　고름　출혈+고름　BOP 0.0%　|　근분지부병변 ▲ 1도 ▲ 2도 ▲ 3도　|　프로빙 ~3mm 100%　4~6mm 0.0%　7mm~ 0.0%

그림 4. 초기 치주치료 후의 치주조직 정밀검사표.

【증례 2】 심한 치은종창 개선례

히노 켄이치로

- **초진:** 2015년 5월
- **환자:** 39세, 여성, 비흡연자. 33세까지 흡연(흡연력 13년, 30개비/1일)
- **주요 증상(환자의 희망):** 치은의 상태가 나빠 개선하고자 함. 결손 있음. 치아를 넣고 싶음
- **전신질환·건강상태:** 전신질환은 없으나, 쉽게 피로함
- **전신의 치료력, 복용 중인 약제:** 없음
- **구강의 질환·건강상태:** 5년 전 타병원에서 #11, 12를 보철하였으나 교합에 위화감 있음. 전악적으로 치은의 종창이 확인됨. 잔존치 8할이 동요하고 있음
- **구강치료 이력:** #16, 17은 타병원에서 발치. 잔존 대구치의 대부분이 불활성화되어 있음
- **초진 시 검사:** 초진 시 구강 내 육안검사 및 X선사진 소견을 그림 1, 2에 나타냄. 상악 전치부에 현저한 발적·종창이 확인됨. 또한 X선사진으로는 전악적인 골흡수를 확인. 치근장 자체도 짧고 임상적 치관 치근비를 생각하면 치아보존에는 매우 높은 위험 상태라 할 수 있음. 치주기본치료·검사로서, 치주낭검사, 치태 차트, 타액검사, 세균검사, 기타 검사를 시행하였음(그림 3)
- **진단·치료 방침:** 진료의뢰(2015년 6월 5일). 재검사의 결과를 설명하고, 자유 진료로 치주기본치료(전 7회)의 도입을 설명

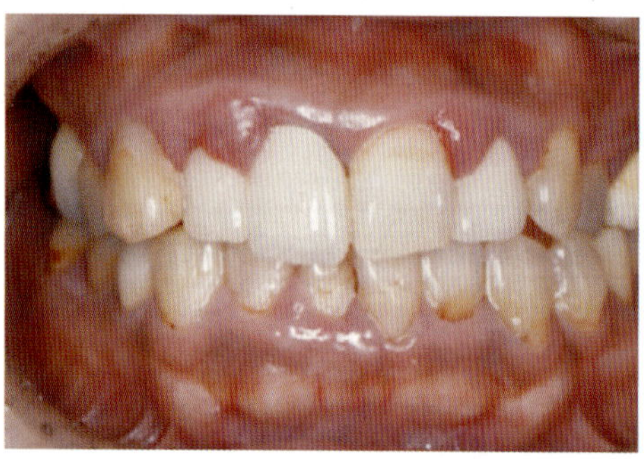

그림 1. 초진 시의 구강 내 사진.

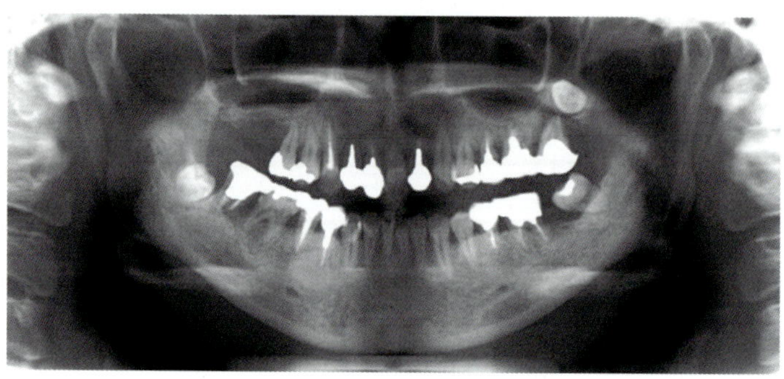

그림 2. 초진 시의 X선사진.

치태																
동요도	결	결	결	2	1	1	3	3	1	1	0	1	2	1▲	3▲	
(출혈점) 치주낭				8 3 4	5 3 7	8 3 8	5 11 11	7 3 8	3 2 8	8 3 7	4 3 3	3 3 8	5 3 7	5 4 6	7 8 7	
치주낭 (출혈점)				7 6 4	5 3 5	7 6 8	8 5 10	8 8 8	5 3 7	7 4 6	4 3 3	4 3 7	6 4 7	4 3 6	8 5 7	
부위	8	7	6	5	4	3	2	1	1	2	3	4	5	6	7	8
(출혈점) 치주낭		7 10 5	9 3 7	8 5 4	4 3 4	3 2 3	2 5 7	5 5 6	2 2 3	2 2 2	3 2 3	3 3 4	5 3 5	4 3 5		6 6 5
치주낭 (출혈점)		7 3 3	7 4 4	6 2 3	4 2 3	3 2 3	3 3 7	4 6 7	4 2 2	2 2 3	3 2 3	3 3 3	4 3 4	4 4 4		5 5 7
동요도		1▼	1▼	1	1	0	1	2	1	1	0	0	1	0▼	결	2
치태																

출혈 / 고름 / 출혈+고름 BOP56.4% | 근분지부병변 ▲1도 ▲2도 ▲3도 | 프로빙 ~3mm 38.5% 4~6mm 35.3% 7mm~ 26.2%

그림 3. 초진 시의 검사표.

【처치 및 경과】

• 초기 치주치료

1회차: 2015년 6월 15일. THP 워터에 의한 전악 세정·치석제거. 3DS 트레이 제작용 인상채득. 지스로맥스® (아지스로마이신) 처방(250mg정×2, 1일 1회/3일분)

2회차: 2015년 6월 22일. 하악 좌측 SRP. 3DS 트레이 사용방법을 설명(취침 전, 양치 후, 트레이에 젤코트®를 넣고, 15분간 장착)프로덴티스® 섭취 개시

3회차: 2015년 6월 29일. 하악 후측 SRP

4회차: 2015년 7월 6일. 상악 전치부 SRP

5회차: 2015년 7월 13일. 상악 좌측 SRP

6회차: 2015년 7월 27일. 상악 전치부를 다시 SRP

7회차: 2015년 7월 31일. 하악 양측 구치부 다시 SRP. 초기 치주치료 후 검사를 실시(재평가)

환자는 10년 전부터 치조에 부기를 느끼고 있었지만 5년 전에 전치부를 보철한 후 교합의 위화감을 강하게 느끼게 되었다. 타병원에 통원을 계속하면서도 개선이 안 되고 특히 치주질환 치료를 희망하여 본원에 내원하였다.

구강 내 소견에서 중등도의 치주질환이 있음을 파악하였으나 파노라마 X선사진 검사와 치주조직 정밀검사를 실시한 결과, 심각한 골흡수가 전악적으로 일어나고 있음을 알게 되었다. 특히 #11, 12의 골흡수가 진행되어 있어 발치도 각오하여야 함을 환자에게 설명하였다. 위상차현미경 검사에서도 다수의 나선균과 캔디다균으로 추정되는 진균의 영상이 확인되어(그림 4a, 4b. 위상차현미경 소견). 구강 내 미생물총 자체에 문제가 있음, 또한 면역력 자체도 저하되어 있을 가능성이 있음을 알게 되었다.

그러나 실제 연령은 39세로 젊고, 현 시점에서 구강 내 미생물총의 개선에 접근하면 재활 가능성은 충분히 있다고 진단, 환자 본인의 위기감과 치료에의 열의도 높으므로 자유진료로 치주기본치료(THP) 치료를 진행하는 것으로 하였다.

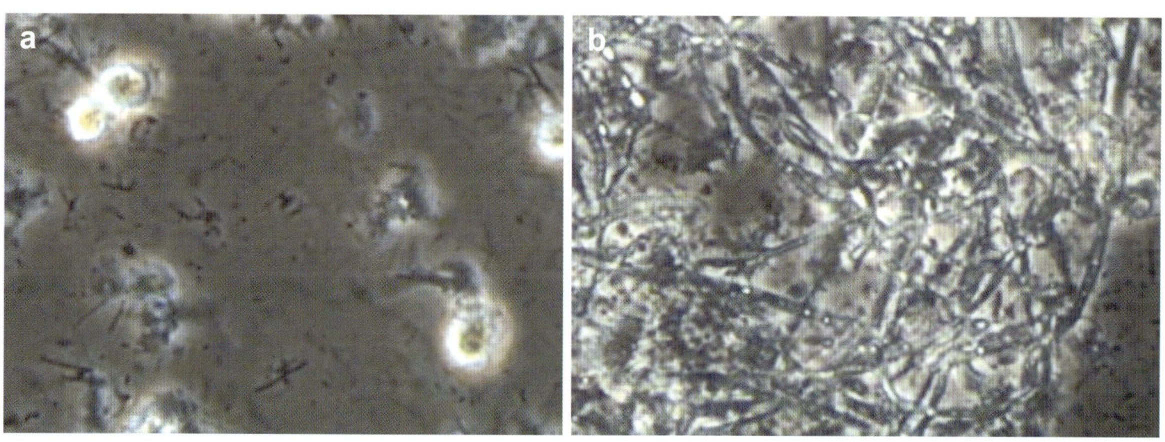

그림 4. 위상차현미경 소견. a: 나선장균을 다수 확인, b: 캔디다균 모양 진균상.

THP 실시에 있어서는 균혈증 위험을 줄이기 위해 매번 THP 워터로 치주낭 내의 세정을 실행하고, SRP 시에도 THP워터를 이용한 초음파스케일러를 사용하여 진행하였다. 또한 병태가 매우 고위험이었기 때문에 활동성이 높은 균에 대한 정균작용을 기대하여 탐식세포 전달효과가 높은 지스로맥스®를 투여(초기처방만) 하였다.

SRP는 전악을 6회로 나누어 실시하였다. 단순히 6부위로 나누어 시행하는 것이 아니라 염증의 개선을 확인하면서 고위험 부위에는 재차 SRP를 실시하여 염증인자의 확실한 제거를 목표로 하였다.

동시에 본인이 실행하는 자가관리로서 3DS법과 항진균제를 사용한 양치질 지도를 하였다.

더욱이 병행하여 프로덴티스®를 사용한 제균요법으로 구강 내 미생물총의 개선을 꾀하였다. 본 증례에서는 면역력 저하도 우려되었으므로, *L.*루테리균에 의한 장내 세균환경이 개선되어 치유력이 향상되는 것을 노린 점도 있다.

초기 치주치료 후 검사(재평가) 결과는 시술 전과 비교하여 현저히 개선된 것으로 나왔다(그림 5). 구강 내 소견에서는 치은의 발적·종창이 개선되고, 고형공극이 눈에 띄게 되었다(그림 6). 위상차현미경 검사(그림 7)에서는 세균 활동 저하가 확인되었다. 치주조직 정밀검사에서도 전체소견으로서 BOP가 시술 전 56.4%에서 5.1%로 개선되었으며, 깊은 치주낭과 출혈점이 현저히 감소되어 있음이 나타난다. 동요도 전체적으로 개선 경

부위	8	7	6	5	4	3	2	1	1	2	3	4	5	6	7	8
치태																
동요도	결	결	결	2	0	0	2	2	1	1	0	0	2	0▲	2▲	
치주낭				4 2 2	2 2 3	5 2 2	3 3 4	4 2 3	2 2 4	3 2 3	2 2 2	2 2 4	3 2 5	2 2 5	3 5 5	
치주낭				5 4 3	3 2 4	5 3 3	4 2 8	6 3 4	3 2 3	4 2 2	2 2 2	2 2 3	3 2 4	2 2 4	7 3 4	
부위	8	7	6	5	4	3	2	1	1	2	3	4	5	6	7	8
치주낭		5 10 3	5 2 3	5 3 3	2 2 3	2 2 2	2 2 3	2 2 3	2 2 2	2 1 1	2 1 2	2 2 3	3 2 3	3 3 4		4 5 3
치주낭		5 3 3	4 3 2	4 2 3	2 2 3	2 2 2	1 2 2	2 3 4	2 1 1	1 2 2	2 1 2	2 2 2	3 2 2	3 3 3		4 4 5
동요도		1▼	1▼	1	0	0	0	1	1	0	0	0	1	0▼	결	2
치태																

출혈 / 고름 / 출혈+고름 BOP 5.1% | 근분지부병변 ▲ 1도 ▲ 2도 ▲ 3도 | 프로빙 ~3mm 76.3% 4~6mm 21.8% 7mm~ 1.9%

그림 5. 초기 치주치료 후의 검사표.

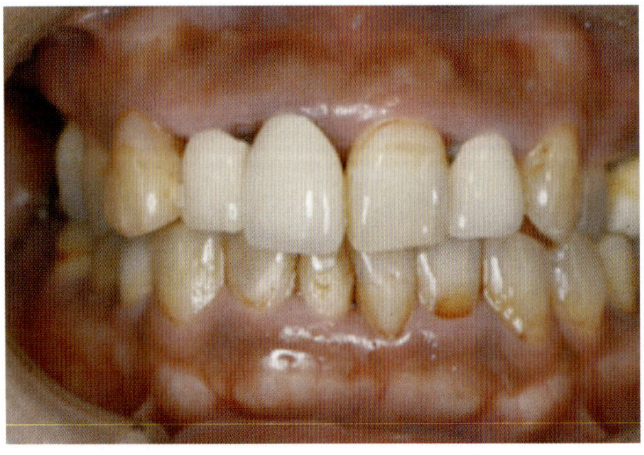

그림 6. 시술 후: 치은의 발적 종창 개선.

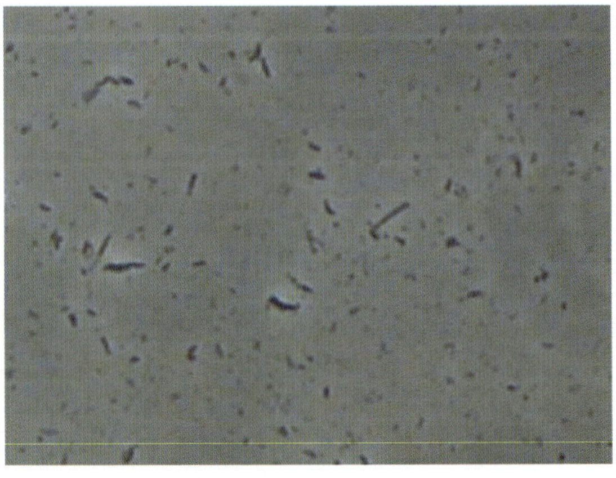

그림 7. 세균 수 감소, 활동성 저하가 보임.

향이 보이고 염증인자에 의한 부종 상태에서 정상조직으로 돌아가고 있음이 나타났다. 환자의 자각증상으로는 출혈의 감소와 치은의 단단함, 동요의 개선을 강하게 느끼고 있다고 담당 치과의사와 치과위생사에 대해서 감사의 뜻을 밝혔다.

【고찰】

향후 과제는 일단 회복한 상태를 어떻게 유지할 것인가이다. 환경이 갖추어지면 어느 정도는 치조골 재생의 가능성도 보인다. 환자 자신의 동기 유발이 높은 동안에 정기적인 관리를 습관화시켜 전문가가 계속하여 개입할 수 있도록 하고자 한다. 또한 상악 우측 대구치가 결손되어 있는 것도 교합의 안전·힘의 조절에는 부정적인 요소가 된다. 초기에 임플란트 등으로 보철 처치를 시행하여야 할 것이다. 또한 부적절한 근관치료에 의해 근첨성 치주염이 발병한 것으로 생각되는 #26, 27의 재근관치료도 급선무이다. 치수기원 치주질환의 경우 신경치료가 원칙이라고 하지만 구강 전체 치료부터 시행 후 국소적 치료로 가는 시점도 중요하다고 생각한다. 구강 전체의 환경을 개선하고 그 후에 근관치료를 시행하는 것으로 방습·감염관리에 유리하게 작용할 가능성이 있다.

마지막으로 이번의 양호한 개선을 가져온 요소에는 '프로덴티스®의 병용'도 크게 생각할 수 있음을 곁들이고 싶다. 이번에는 프로덴티스®를 병용한 첫 증례이지만 이러한 어려운 증례가 크게 개선된 것을 바탕으로 향후도 프로덴티스®를 적극적으로 사용하고 싶다.

【증례 3】 치아우식, 치주질환의 위험을 감수하고 임신 중 치아우식 치료를 중단한 환자

쿠도 타케히로

- **초진:** 2015년 7월 6일
- **환자:** 36세, 여성, 흡연자(1일 5개비)
- **주요 증상(환자의 희망):** 임신 중에 중단하였던 치아우식 치료의 재개. 치경이 내려오고 있기 때문
- **전신의 질환·건강상태:** 전신질환 없음. 건강상태는 특별히 문제없음
- **전신의 치료력, 복용 중인 약제:** 없음
- **구강의 질환·건강상태:** 3년 전 임신 중에 다른 병원에서 하악 우측의 치아우식처치를 받았으나 입덧이 심해 통원을 중지하였음. #27, 45 치수에까지 미치는 치아우식이 있고 그 외 이미 4개의 실활치가 있음. #37은 치아우식이 원인으로 결손이 확인됨. 하악 양측 절치는 선천성 결손임. PPD는 특히 구치부에 있어서 깊고 전악에 걸쳐 출혈도 확인됨. 전악적으로 치간부의 치태 조절이 나쁨. 치은에 발적·종창이 있음. 구치부에는 경도~중등도의 부착소실이 확인됨
- **진단·치료 방침:** THP와 프로바이오틱스의 병행으로 구강 내 환경 개선을 꾀함
- **초진 시 검사:** 초진 시(2015년 7월 6일) 구강 내 육안검사 및 파노라마 X선사진 소견을 그림 1, 3에 나타냄

【처치 및 경과】

1회차: 2015년 7월 6일. 치과적 일반 확인·검사와 위상차현미경 검사(그림 2)

2회차: 2015년 7월 23일. 타액검사

3회차: 2015년 7월 29일. 타액검사의 결과 설명(그림 4-1, 4-2), THP와 프로바이오틱스의 병행을 제안

4회차: 2015년 10월 6일. 치주기본치료 시 검사(그림 5), THP 워터에 의한 전악 세정·치석제거, 3DS 트레이 제작용 인상채득, 아지스로마이신 처방

5회차: 2015년 10월 13일. 상악 좌측 SRP. 3DS 트레이 사용법 설명

6회차: 2015년 10월 20일. 상악 전치부 SRP

7회차: 2015년 10월 22일. 상악 우측 SRP

8회차: 2015년 10월 27일. 하악 전치부 SRP

9회차: 2015년 11월 6일. 하악 좌측 SRP

10회차: 2015년 11월 16일. 하악 우측 SRP

11회차: 2015년 11월 30일. 치주조직검사(재평가)(그림 6), 구강 내 사진촬영(그림 7), 위상차현미경 검사(그림 8), 타액검사(그림 9)

환자의 주요 증상은 다른 병원에서 3년 전 임신 중에 중단한 치아우식 치료와 치주질환 치료의 계속 의뢰였다. 이전부터 1일 3회의 양치질과 구강세정을 병행하고 있고 구강 내 청결에 대한 의식은 높으나 시술 전 PCR이 62.5%, BOP가 52.4%로 문제가 보이고(그림 5), 특히 치간부에 다량의 치태과 치석의 부착이 보인다.

#27, 45에 치수처치가 필요해 보이는 치아우식이 있고 이미 4개의 실활치 외에 #37은 치아우식으로 발치하였다. 구치부에는 경도~중등도의 부착치은 소실과 상악 좌측에는 몇 개의 치아에 걸쳐 설상결손이 보인다. 파노라마 X선사진(그림 3)에서는 수직적인 골흡수도 확인되어 염증의 조절과 장기적으로 힘의 조절도 관찰할 필요가 있다. 위상차현미경으로 균총을 확인한 결과, 나선상균과 운동성간균 등이 보여 세균 활동성이 높음이 확인되었다(그림 2).

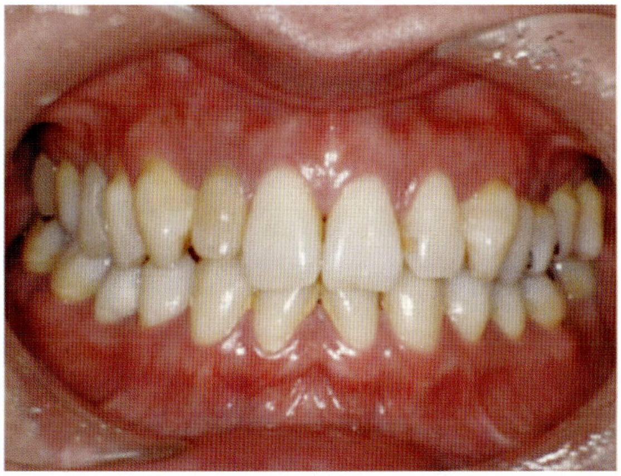

그림 1. 초진 시의 구강 내 사진.

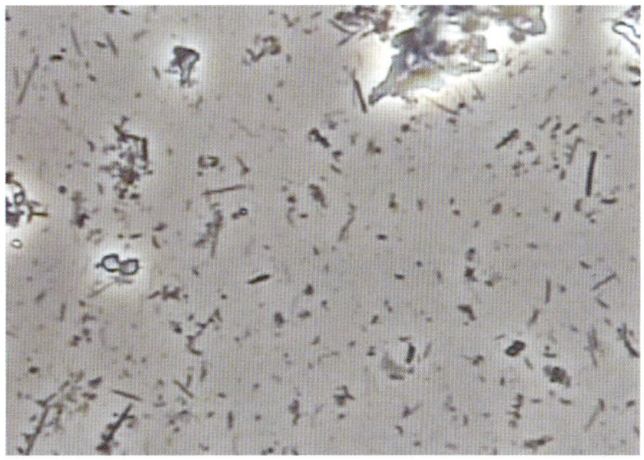

그림 2. 초진 시의 위상차현미경 검사.

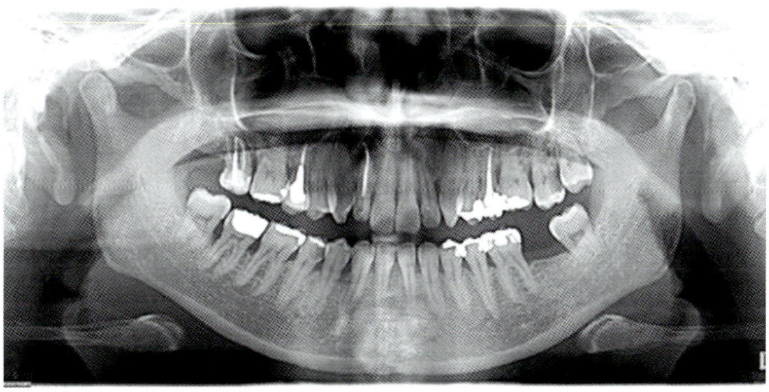

그림 3. 초진 시의 파노라마 X선사진.

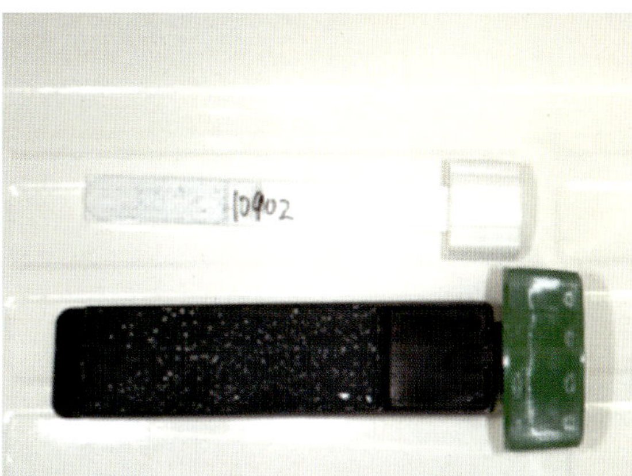

그림 4-1. 타액검사.

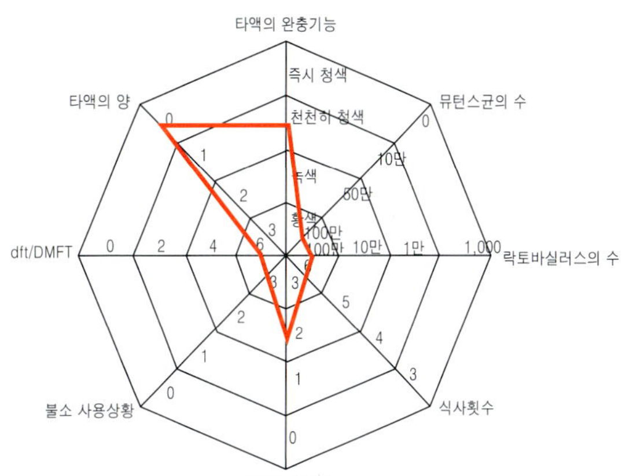

그림 4-2. 타액검사의 레이더 차트.

PCR 62.5%

부위	8	7	6	5	4	3	2	1	1	2	3	4	5	6	7	8
치태																
동요도	결	0	0	0	0	0	0	0	0	0	0	0	0	2	1	0
(출혈점) 치주낭		3 3 7	6 4 5	6 3 4	4 3 4	4 3 4	4 3 2	2 3 3	4 3 3	4 2 3	7 2 4	4 3 5	5 3 6	7 3 5	5 3 4	
치주낭 (출혈점)		6 3 7	7 3 7	6 3 4	4 3 4	3 3 3	3 3 3	3 3 3	3 3 3	3 3 4	6 7 4	6 3 6	5 4 6	8 3 6	6 3 5	
부위	8	7	6	5	4	3	2	1	1	2	3	4	5	6	7	8
(출혈점) 치주낭		8 4 4	6 4 3	3 3 4	3 2 6	4 2 4		3 2 3	3 2 2		2 2 2	5 2 4	4 2 4	4 3 3		
치주낭 (출혈점)		7 4 7	6 3 4	3 3 4	3 3 5	3 2 4		4 2 4	4 2 4		3 2 4	4 2 4	4 2 4	4 3 3		
동요도	0	1	1	0	0	0	결	0	0	결	0	0	0	1	결	0
치태																

출혈 / 고름 / 출혈+고름 BOP 52.4 % | 근분지부병변 ▲ 1 도 ▲ 2 도 ▲ 3 도 | 프로빙 ~3mm 54.8% 4~6mm 38.7% 7mm~ 6.5%

그림 5. 초진 시의 치주조직 정밀검사표.

PCR 20.0%

부위	8	7	6	5	4	3	2	1	1	2	3	4	5	6	7	8
치태																
동요도	결	0	0	0	0	0	0	0	0	0	0	0	0	1	1	결
(출혈점) 치주낭		2 1 4	4 3 3	4 2 3	2 1 2	2 1 3	3 2 2	2 2 2	3 2 2	3 1 2	4 2 3	3 2 3	3 2 4	4 2 4	4 3 3	
치주낭 (출혈점)		4 2 4	4 2 4	3 2 3	2 2 3	2 2 2	2 1 2	2 1 1	2 1 1	1 2 3	4 4 2	4 2 4	3 2 4	4 2 4	3 2 4	
부위	8	7	6	5	4	3	2	1	1	2	3	4	5	6	7	8
(출혈점) 치주낭		4 3 3	4 2 2	2 2 2	2 2 4	2 1 2		2 1 2	2 1 2		2 1 2	3 2 2	2 2 2	3 3 2		
치주낭 (출혈점)		5 3 4	4 3 2	2 1 4	2 1 2	3 2 2		3 1 3	3 1 3		2 2 2	2 2 3	2 2 2	3 2 2		
동요도	결	1	0	0	0	0	결	0	0	결	0	0	0	0	결	결
치태																

출혈 / 고름 / 출혈+고름 BOP 0.0 % | 근분지부병변 ▲ 1 도 ▲ 2 도 ▲ 3 도 | 프로빙 ~3mm 82.0% 4~6mm 18.0% 7mm~ 0.0%

그림 6. 치주 기본치료 후의 치주조직 정밀검사표.

치아우식증 위험과 현재 치주질환의 진행상황 및 환자의 연령을 고려하여 최소한의 침습으로 최대한의 효과가 기대되는 THP와 프로바이오틱스의 병용으로 구강 내 환경개선을 도모하는 것을 제안했다.

치아우식증 처치와 사랑니 발치는 구강 내 환경개선 후에 시행하는 것으로 했다.

첫 회만 항생물질 투여를 시행하고, SRP 시술 전에는 반드시 THP워터로 치주포켓 내의 세정 시행, 연하치석의 제거를 진행해 나갔다. 시술 시의 PMTC와 3DS의 효과도 있으며, 환자도 개운함을 실감하여 동기부여도가 상승되어 자가관리와 금연에도 협조적으로 된 것으로 보인다.

치주기본치료 후의 재평가에서는 위상차현미경을 통하여 세균활동성이 낮아진 것이 확인된다(그림 8). 치주조직 검사에서의 PPD 수치는 4mm의 부위가 남았지만 출혈은 보이지 않았다.

【고찰】

이번에는 항생물질을 사용했지만, 재감염 위험이 높은 연령과 항생물질의 사용을 피하고 싶은 임산부 등은 THP와 세균요법을 병용하는 것으로 구강 내의 총 세균 수를 줄이는 것이 아닌, 유해균과 유익균의 비율을 조절하는 것에 의하여 질환이 발병되지 않는 미생물총의 획득을 기대할 수 있다.

또 환자의 연령대에 따라 위험 수준은 바뀌기 때문에 정기적인 유지관리와 자가관리로 발병을 막는 것이 중요하며, 그때 세균요법의 병용은 매우 유효하다고 생각된다.

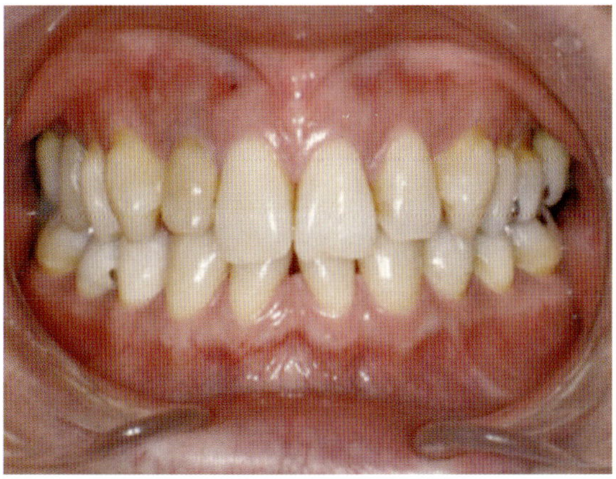

그림 7. 치주기본치료 후의 구강 내 사진.

그림 8. 치주기본치료 후의 위상차현미경 검사.

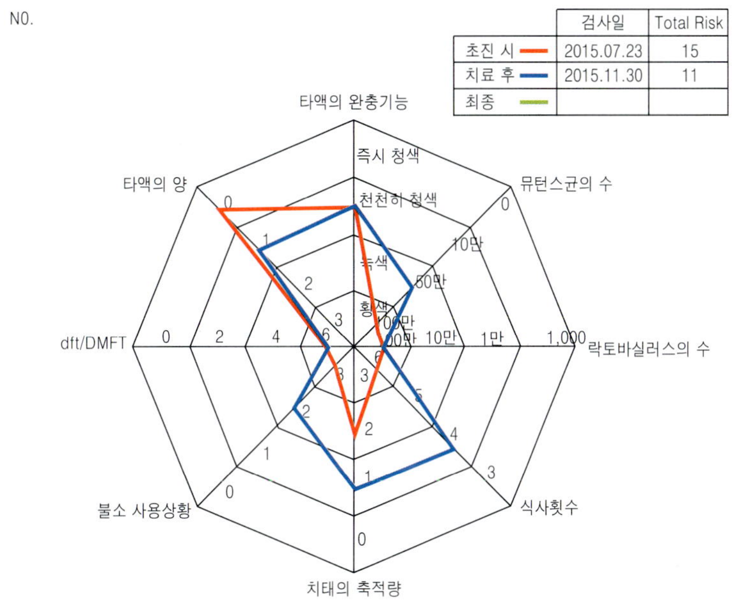

그림 9. 치주기본치료 후의 레이더 차트.

【증례 4】 반복 치료를 하고 싶지 않다는 환자

이노우에 쿠미

- 초진: 2013년 2월 27일
- 환자: 36세, 남성, 비흡연자
- 주요 증상(환자의 희망): 치료하여도 금방 치아우식가 생기므로 그렇게 되지 않도록 확실하게 관리하고 싶음
- 전신의 질환·건강상태: 꽃가루 알레르기, 알레르기성 비염, 축농증의 치료력 있음. 현재의 건강상태는 양호
- 전신의 치료력, 복용 중인 약제: 이비인후과에 통원 중
- 구강의 질환·건강상태: #17의 FMC에 양치 시 통증, 구취가 걱정됨
  #11, 12의 전장관에 가끔 압박감이 있음. 코 옆 부분(미간 근처)까지 느껴지므로, 코와 관련 있을 것으로 생각됨
- 구강 치료 이력: 상하 구치부에 In·cr·FMC의 처치 치아 11개, 전치부에 cr.전장관 처치 치아 5개 있음
- 초진 시 검사: 초진 시(2013년 2월 27일) 구강 내 육안검사 및 파노라마 X선사진 소견을 그림 1, 3에 나타냄. 치과적 일반 확인·검사[치주낭·BOP·동요도·plague-control ratio(PCR)](그림 4), 타액검사, 위상차현미경 검사(그림 2), 기타 검사(가스크로마토그래프)(그림 5)를 시행하였음
- 진단·치료 방침: 위상차현미경 검사, 치주조직 정밀검사 결과에 따라 초등도의 만성 치주염으로 진단. 타액검사 결과, 뮤탄스균 지수 3이었으므로 치주기본치료(THP)와 프로덴티스®를 병용하여 뮤탄스균 억제를 목표로 함

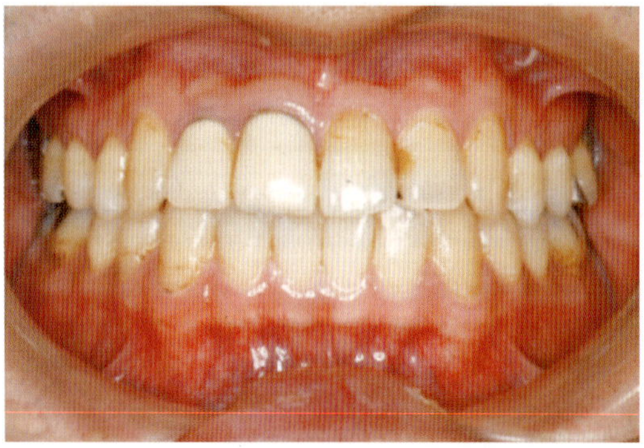

그림 1. 초진 시의 구강 내 사진.

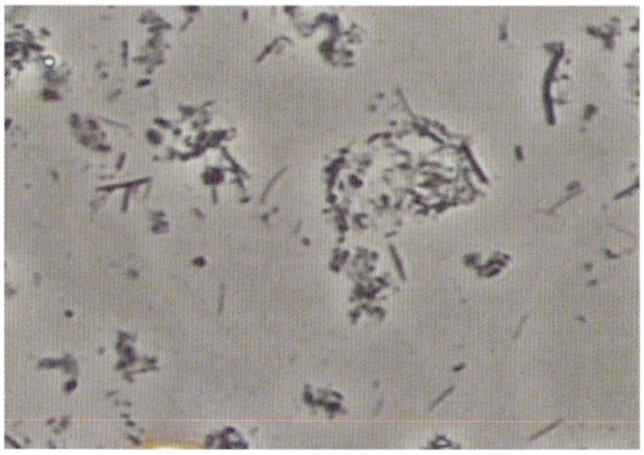

그림 2. 초진 시의 위상차현미경 검사.

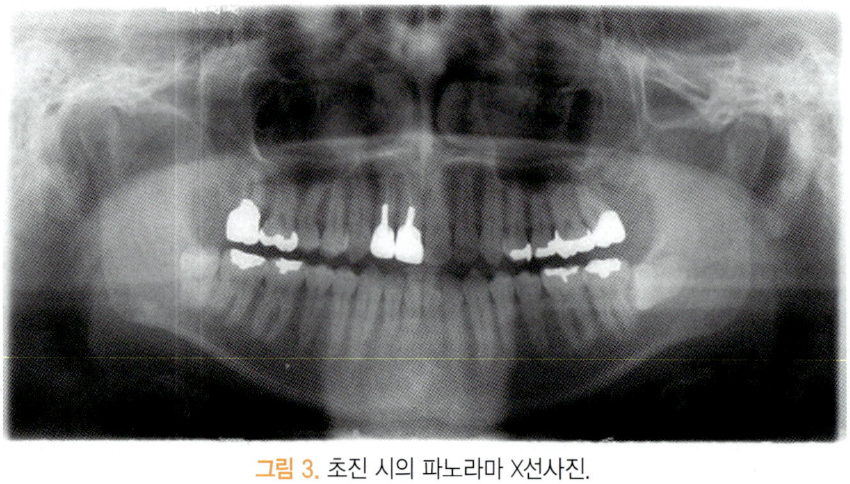

그림 3. 초진 시의 파노라마 X선사진.

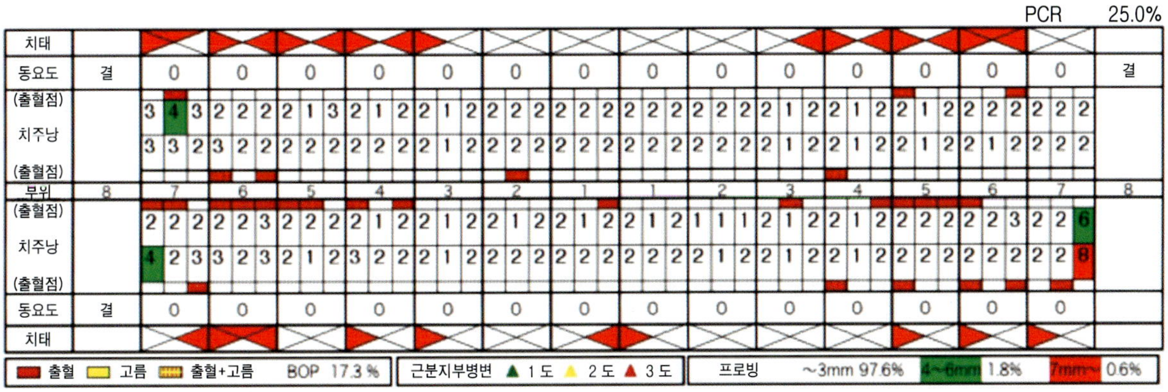

그림 4. 초진 시의 검사표.

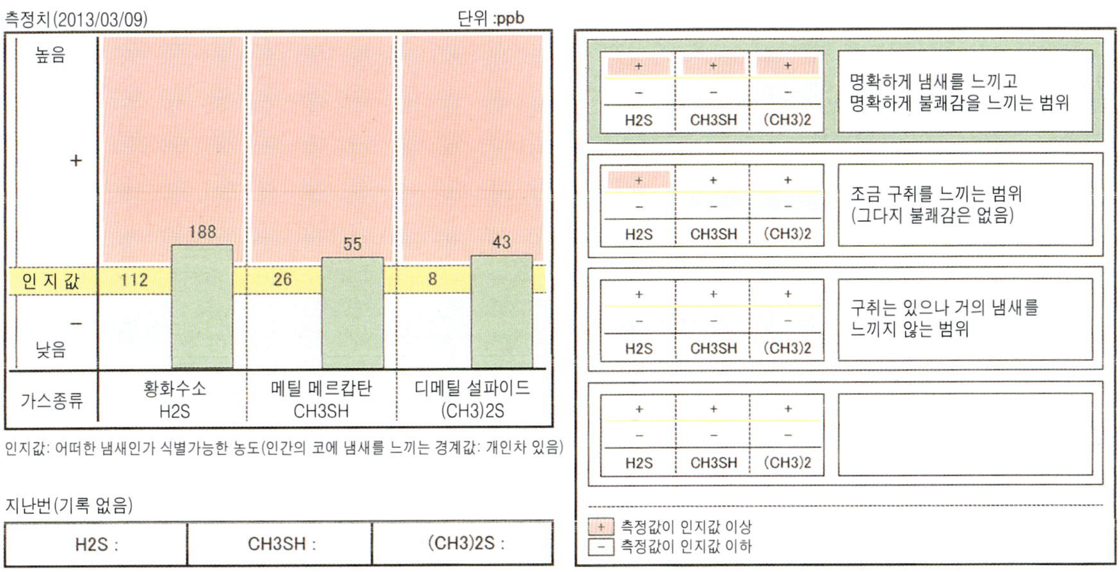

그림 5. 초진 시의 가스크로마토그래프.

【처치 및 경과】

〈주요 증상에 대한 대응〉

타액검사 결과에서 뮤탄스균 지수가 3이었기 때문에, THP와 프로덴티스® 껌을 병용할 것을 제안. 자가관리로 치간부의 양치 철저

〈결과〉

치면상의 뮤탄스균 지수가 3에서 1로 개선, 설상 뮤탄스균 지수가 3에서 2로 개선, 치태 축적량 지수 1에서 0으로 개선

- 2013년 3월 30일. 치주기본치료 개시. 프로바이오틱스 테라피에 대해 설명하고 도입.
  2013년 5월 11일까지 SRP를 합계 4회 실시
- 2013년 5월 25일. 치주기본치료 후 검사(재평가)를 실시(그림 6~9), 프로바이오 효과 검사(뮤탄스균검사, 그림 10)
- 2013년 6월 1일. 보철처치(그림 11)
- 2014년 10월 11일. 보철처치 종료(그림 12)
  관리 시의 검사결과를 그림 13~15에 나타냄

PCR %

부위	8	7	6	5	4	3	2	1	1	2	3	4	5	6	7	8
치태		✕	✕	✕	✕	✕	✕	✕	✕	✕	✕	✕	✕	✕	✕	
동요도	결	0	0	0	0	0	0	0	0	0	0	0	0	0	0	결
치주낭 (출혈점)		2 2 2	2 2 2	2 2 2	2 2 2	2 2 2	2 2 2	2 2 2	2 1 2	2 1 2	2 2 2	2 2 2	2 2 2	2 2 2	2 2 2	
치주낭 (출혈점)		3 3 2	3 2 2	2 2 2	2 2 2	2 2 2	2 2 2	2 2 2	2 2 2	2 2 2	2 2 2	2 1 2	2 2 2	2 2 2	2 2 2	
치주낭 (출혈점)		2 2 2	2 2 2	2 2 2	2 2 2	2 2 2	2 2 2	2 2 2	2 2 2	2 2 2	2 2 2	2 2 2	2 3 2	2 2 3	3 2 4	
치주낭 (출혈점)		5 2 2	2 2 3	2 2 2	2 2 2	2 2 2	2 2 2	2 2 2	2 2 2	2 2 2	2 2 2	2 2 2	2 2 2	2 2 2	2 2 5	
동요도	결	0	0	0	0	0	0	0	0	0	0	0	0	0	0	
치태		✕	✕	✕	✕	✕	✕	✕	✕	✕	✕	✕	✕	✕	✕	

출혈 고름 출혈+고름 BOP 2.4 % | 근분지부병변 ▲ 1 도 ▲ 2 도 ▲ 3 도 | 프로빙 ~3mm 98.2% 4~6mm 1.8% 7mm~ 0.0%

그림 6. 초기 치주치료 검사표.

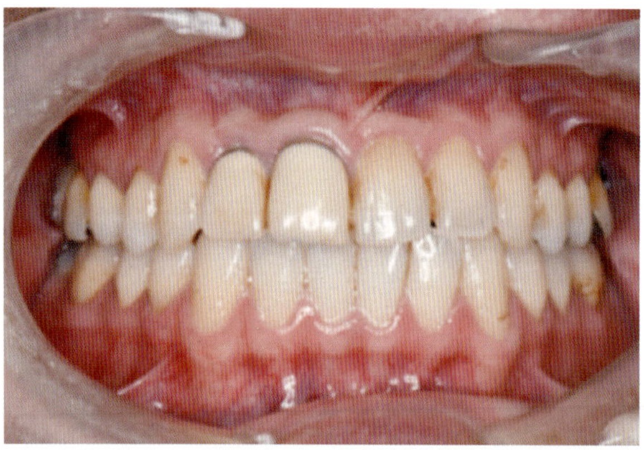

그림 7. 치주 초기치료 후의 구강 내 사진.

그림 8. 재평가 시의 위상차현미경 검사.

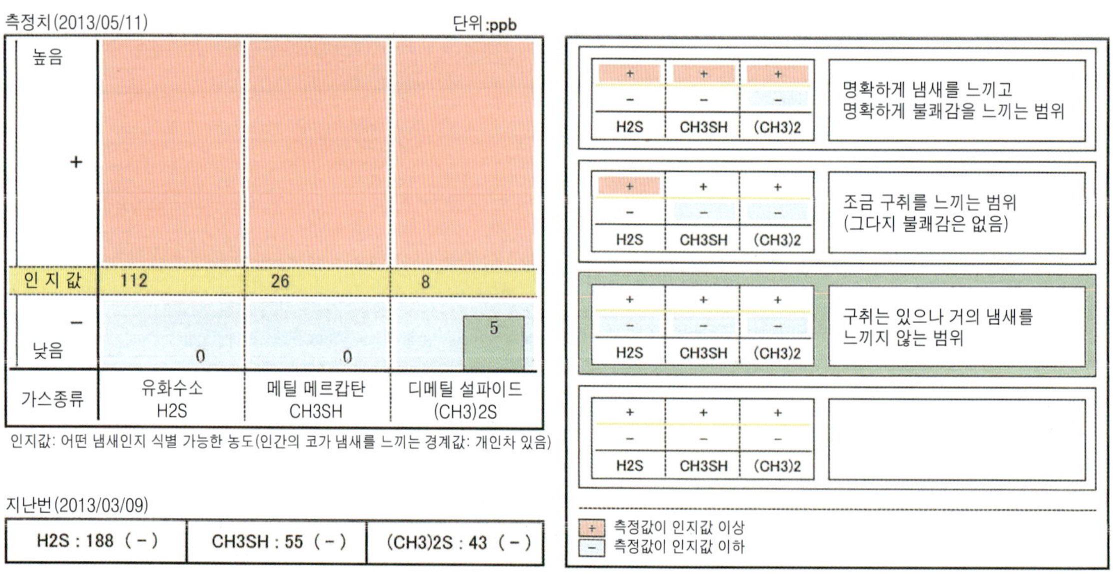

그림 9. 재평가 시의 가스크로마토그래프 검사.

	치태 속의 뮤탄스균수	설상 뮤탄스균수
2013년 3월 9일	3	3
2013년 5월 25일	1	3

그림 10. 프로덴티스® 껌 사용 전후의 뮤탄스균수 비교.

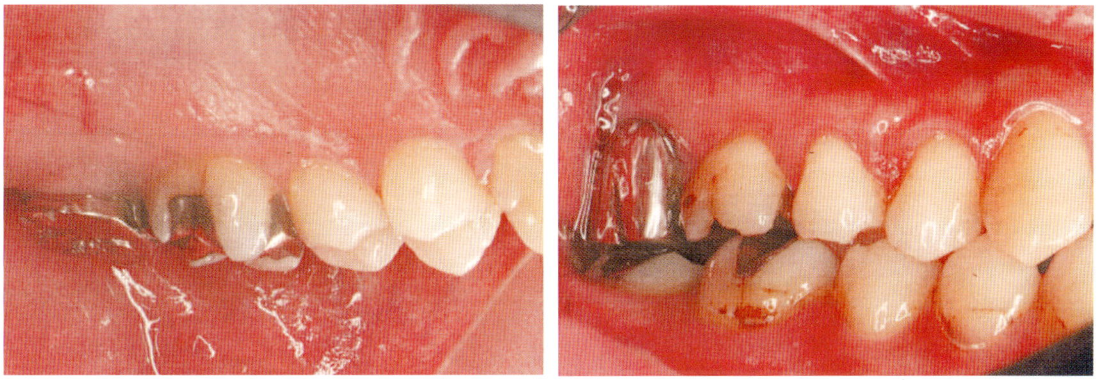

그림 11. 보철처치 전.

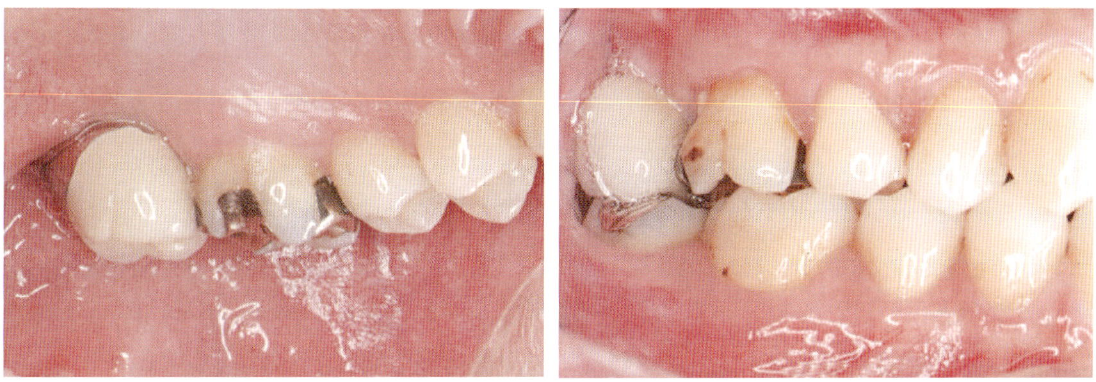

그림 12. 보철처치 후.

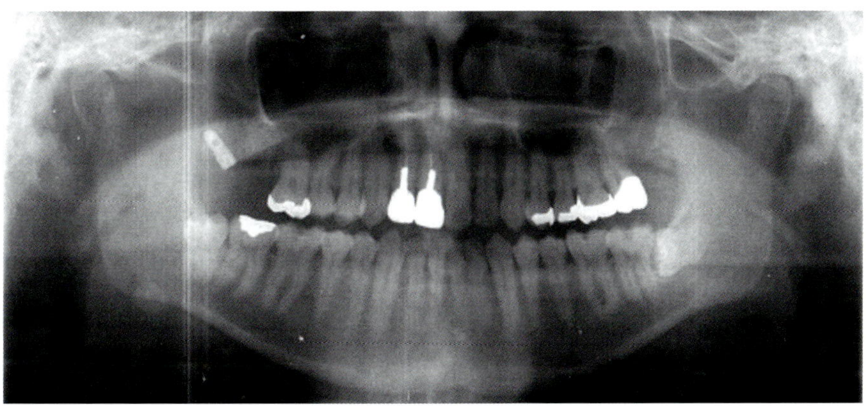

그림 13. 관리 시의 파노라마 X선사진.

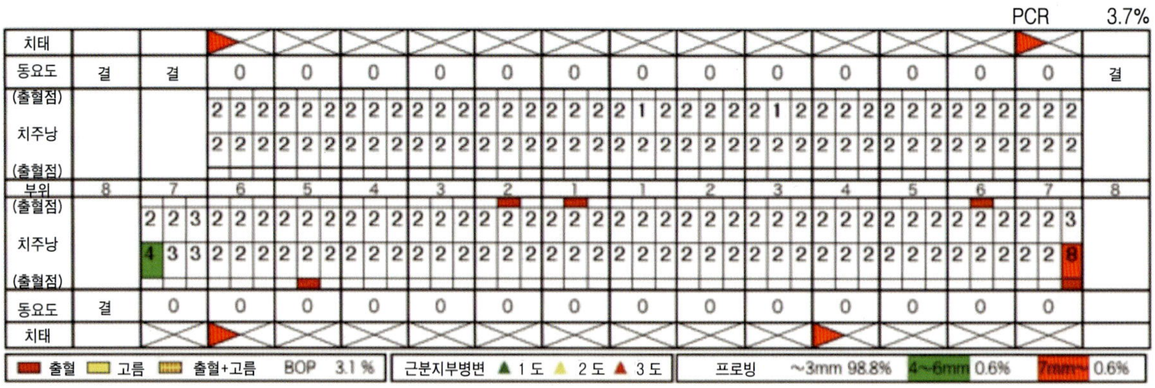

그림 14. 관리 시의 검사표.

【증례 해설】

제1증상으로 #17의 FMC가 양치질 시에 위화감이 있다는 것으로 내원하였다. 초진 시의 파노라마 X선사진의 소견으로는 근첨병변 또는 파절이 의심되었다. 치과 X선사진 결과 파절로 판명되었기 때문에 EXT, GBR 처치를 시행하여 임플란트 치료를 결정하였다.

초진 시의 위상차현미경 결과에서 캔디다균을 비롯한 치주병인균의 존재가 확인되었기 때문에 SRP 4회의 6회 코스로 THP를 개시하였다.

타액검사 결과에 따라 뮤탄스균 지수가 3이었으므로 프로바이오틱스에 의해 뮤탄스균의 경감, 임플란트 처치를 위해 면역력 향상, 꽃가루 알레르기와 알레르기성 비염의 증상 완화 효과를 얻기 위해 1일 2정의 프로덴티스® 껌 처방을 개시하였다.

재평가 시의 치주조직 정밀검사에서는 PCR 3.7%/BOP 3.1%/EPP 4mm~0.6%로 개선되어 위상차현미경 검사에서도 정상균총으로 개선된 것이 확인되었다. 이 시점에 프로덴티스® 결과 검사를 실시하였다. 치태 속의 뮤탄스균 지수가 3에서 1로 감소하고, 1년 후의 타액검사 결과에서는 치태 속의 뮤탄스균 지수가 0, 설상 뮤탄스균 지수도 3에서 2로 개선됐음이 확인되었다(치아우식 레이더 차트에서의 뮤탄스균 지수는 치태 속과 설상 구별이 없으므로 위험이 높은 지수로 평가되고 있다).

재평가 시에 THP의 효과를 실감하고 있었으므로 THP 종료 1개월 후부터의 관리로 원활하게 들어갈 수 있었다.

하악 설측의 양치질이 서툴렀기 때문에 반복적인 TBI가 필요하였으나 '치료를 반복하지 않도록 관리하고 싶다'라는 본인의 생각이 강해 성실히 임할 수 있었다. 2개월마다의 관리는 빠지지 않고 내원하고 있으며 자가관리에 관해서도 임플란트 보철관리부터 자가관리로서 임플란트용의 원태프트 브러쉬 인프로®의 사용을 추천하여 적극적으로 사용하고 있다.

【고찰】

THP에 있어서 THP 워터를 이용한 바이오필름의 제거, 전용 약제를 이용한 구강 내 세균의 철저한 제균, 프로덴티스® 껌을 이용한 프로바이오틱스를 함께 시행함으로 인해 균질과 체질의 개선을 촉진하여 임플란트 치료에 관해서도 양호한 상태가 계속되고 있고 자가관리의 동기 유발로도 이어지는 것을 확인하였다.

【증례 5】 예방처치를 받고 싶다는 환자

히라타 노조미

- 초진: 2013년 9월 4일
- 환자: 39세, 여성, 비흡연자
- 주요 증상(환자의 희망): 예방처치를 받고 싶음
- 전신의 질환·건강상태: 전신질환 없음. 건강상태 양호
- 전신의 치료력, 복용 중인 약제: 없음
- 구강의 질환·건강상태: 치은에서 출혈, #11을 6년 전에 치료하였으나 빠졌음
- 구강 치료 이력: 상하 구치부에 In, FMC 등의 처치력 있음. #11은 전장관
- 초진 시 검사: 초진 시(2013년 9월 4일) 구강 내 육안검사 및 X선사진 소견을 그림 1, 2에 나타냄. 치과적 일반 확인·검사(치주낭·BOP·동요도·PCR)(그림 3), 타액검사, 세균검사(그림 4, 5), 기타 검사(가스크로마토그래프)(그림 6)를 시행하였음
- 진단·치료 방침: 위상차현미경 검사에서 P. *gingivalis*의 존재가 확인되고, 치은의 염증, 출혈이 다수 발견되었다. 항염증 효과의 기대 및 타액검사에서도 뮤탄스균 지수가 3으로 치아우식 위험이 높았으므로 뮤탄스균 억제효과를 기대하여 프로덴티스®를 처방하였다.

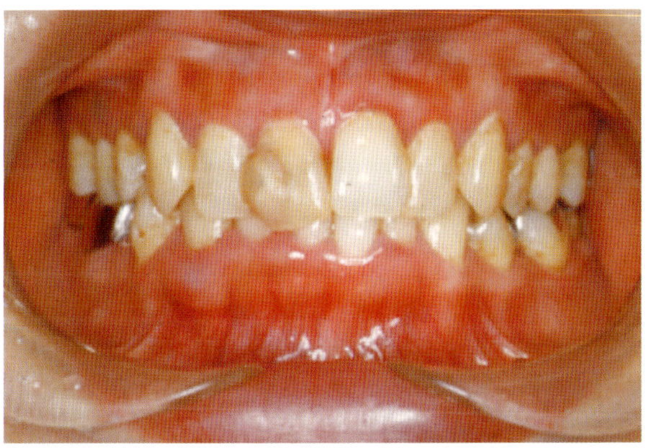

그림 1. 초진 시의 구강 내 사진.

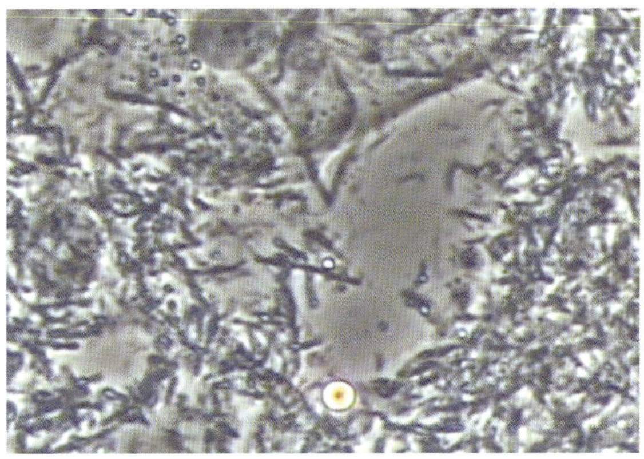

그림 2. 초진 시 위상차현미경 검사.

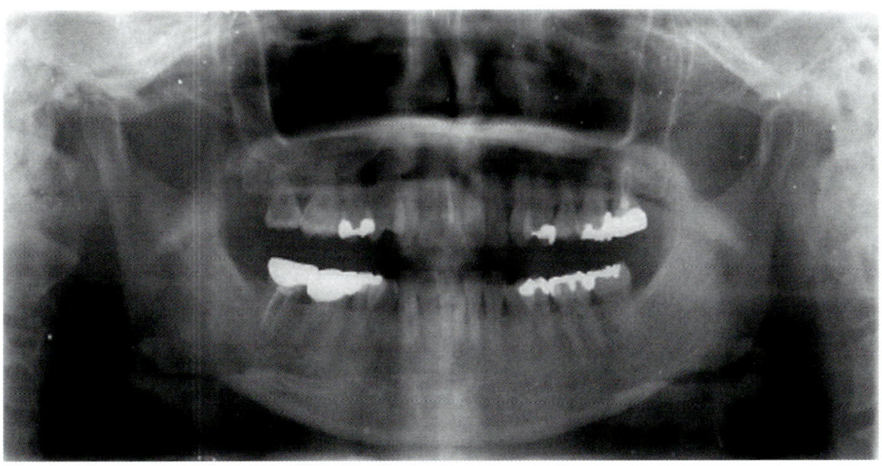

그림 3. 초진 시의 파노라마 X선사진.

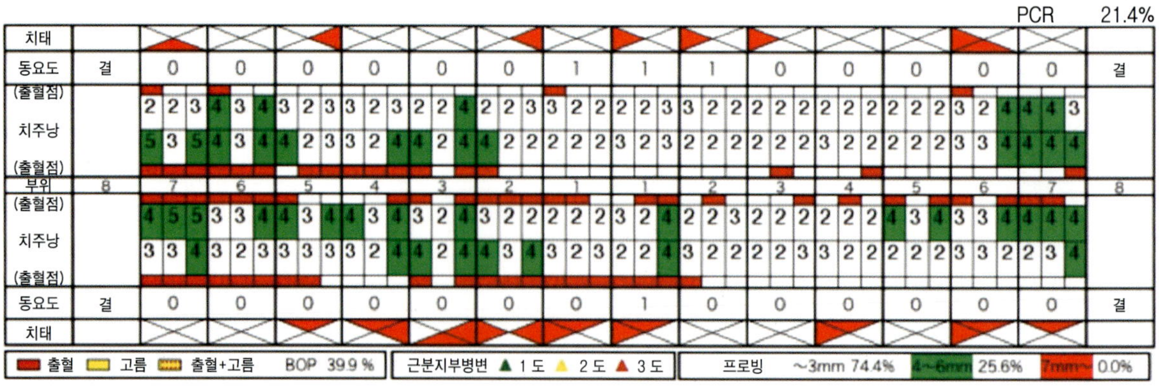

그림 4. 초진 시의 검사표.

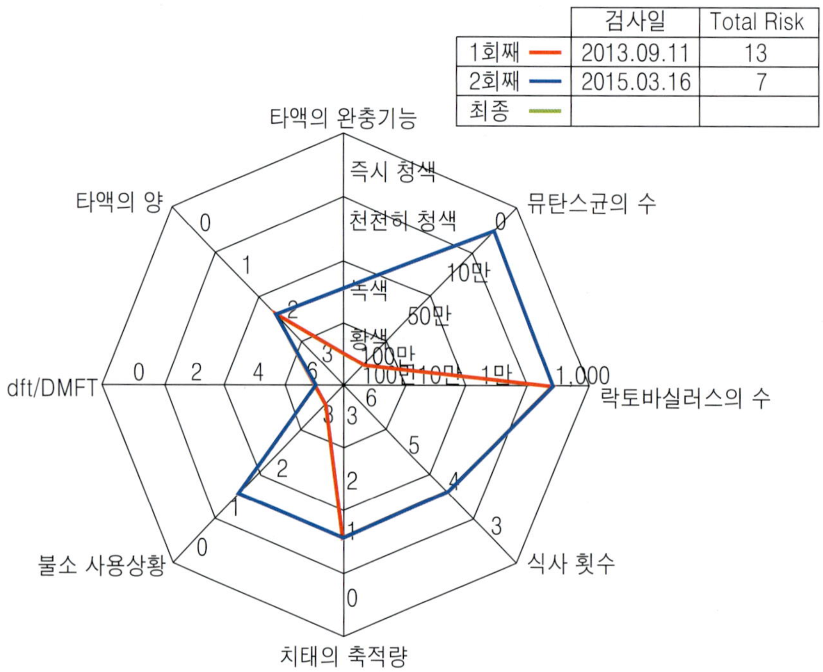

그림 5. 치아우식 레이더 차트(적: 초진 시, 청: 치료 후).

【처치 및 경과】

- 2013년 9월 7일 치주기본치료 개시, 프로바이오틱스 도입 설명
- 2013년 9월 9일까지 SRP 4회 실시
- 2013년 10월 24일 치주기본치료 후 검사(재평가)(그림 7: 구강 내 사진, 그림 8: 세균검사, 그림 9: 치주낭, BOP, 동요도, PCR, 그림 10: 가스크로마토그래프), 프로바이오틱스 효과 검사(뮤탄스균 검사)
- 2013년 11월 1일 보철처치 개시
- 2014년 4월 23일 보철처치 종료(그림 11: 보철처치 후 사진)

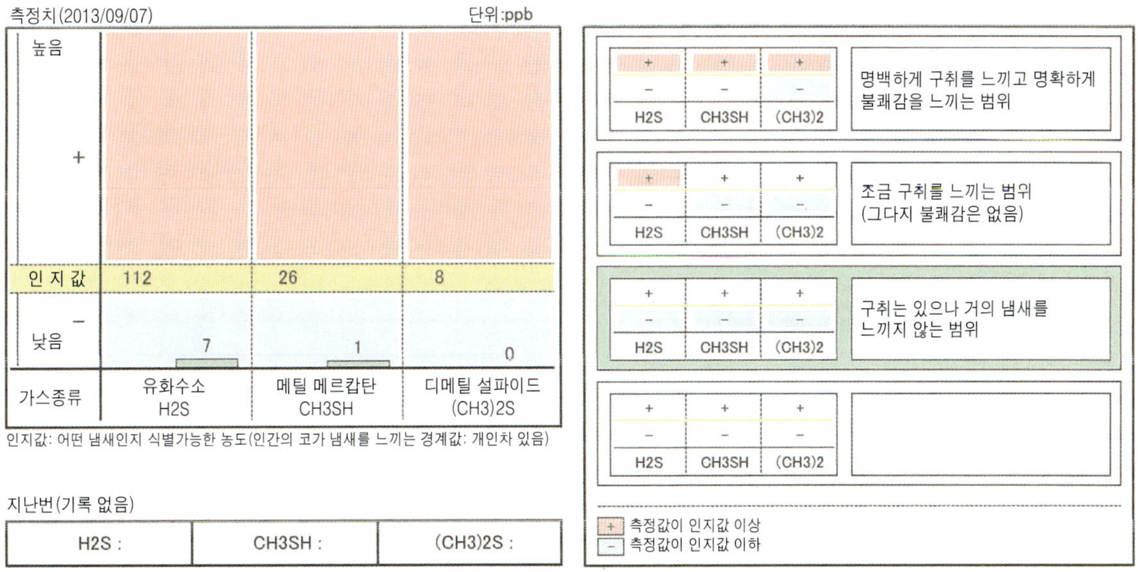

그림 6. 초진 시의 가스크로마토그래프 검사.

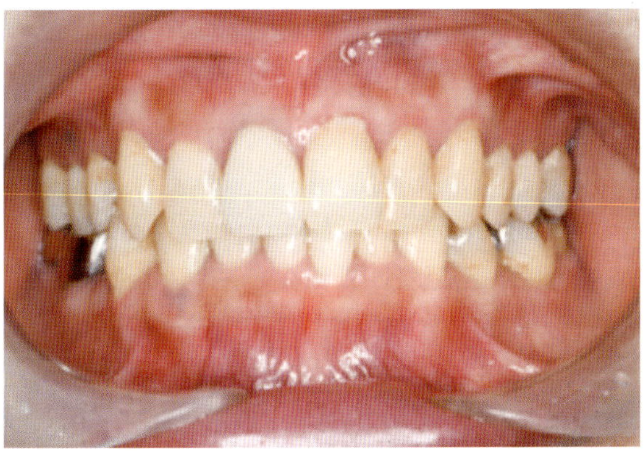

그림 7. 보철물 처치 후.

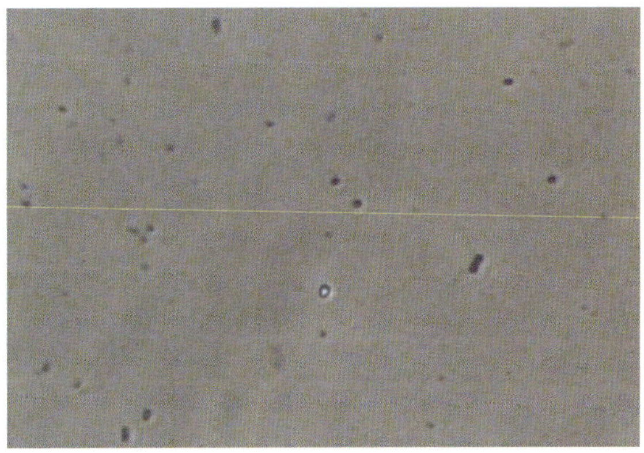

그림 8. 위상차현미경 검사.

【증례 해설】

치은의 출혈과 이물이 끼기 쉬운 자각증상이 있어 예방처치를 받고 싶다는 환자의 희망으로 초진 시의 검사를 진행한 결과, 위상차현미경 검사에서 T. denticola가 발견되었고 균층도 두꺼우며 세균의 운동성도 높다는 것을 확인하였다.

또한 치주조직 정밀검사, 파노라마 X선사진에 의해 중등도의 치주질환으로 진단, 치주기본치료를 제안하여 치료를 진행하게 되었다.

전체적으로 골흡수가 보이며, 다량의 치은연하 치석의 침착이 보인다. 초기 치주치료를 진행하여 구강 내에 존재하는 치주질환원균을 비롯한 유해균이 증식하지 않는 구강 내 환경을 갖추는 것을 먼저 생각하여 프로바이오틱스를 처방하였다. 타액검사에서 5분간의 타액유출량이 4mL로 적었으므로 껌 타입을 1일 2개씩 섭취하도록 하였다.

다량의 치은연하 치석이 침착되어 있었으므로 SRP 4회로 시술하였다. 재평가에서는 치은의 염증은 없어졌고 치주조직 정밀검사에서는 4mm 이상의 치주낭은 25%에서 0%로 줄어 양호한 결과를 얻었다. 또한 위상차현미경 검사에서는 정상균총이 되어 균의 활동성은 억제되었다.

또한 프로덴티스® 껌 섭취 후의 타액검사 결과는 뮤탄스균 위험이 3에서 0으로 줄고, 타액량은 4mL에서 6mL로 늘었다.

프로덴티스® 껌의 효과를 환자 자신이 매우 크게 실감하여 양치 시의 출혈이 전혀 없게 되고 구강 내의 개선과 함께 장내 환경도 정리되어 통증이 개선되었다고 말하였다.

#11의 외견이 신경 쓰인다고 하여 보철치료를 시행하고 미백치료를 하여 환자의 동기 유발도 매우 높아져 관리도 계속하여 통원하고 있다.

이번 증례를 통해서 프로덴티스®는 단기간의 치주질환 개선과 치아우식 위험을 줄이는 것이 가능하고 더욱이 장내 환경이 정리됨에 따라 통증의 개선도 실감하는 것이 가능하였다.

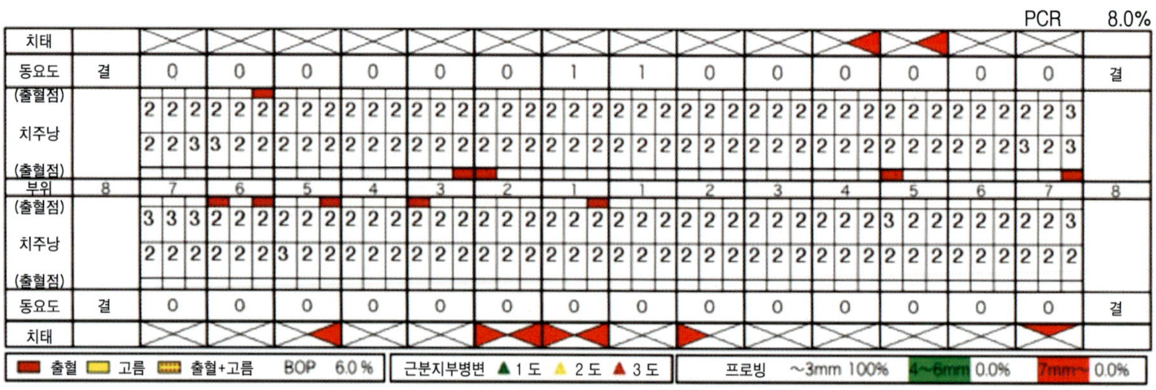

그림 9. 치주기본치료 후의 치주조직 정밀검사표.

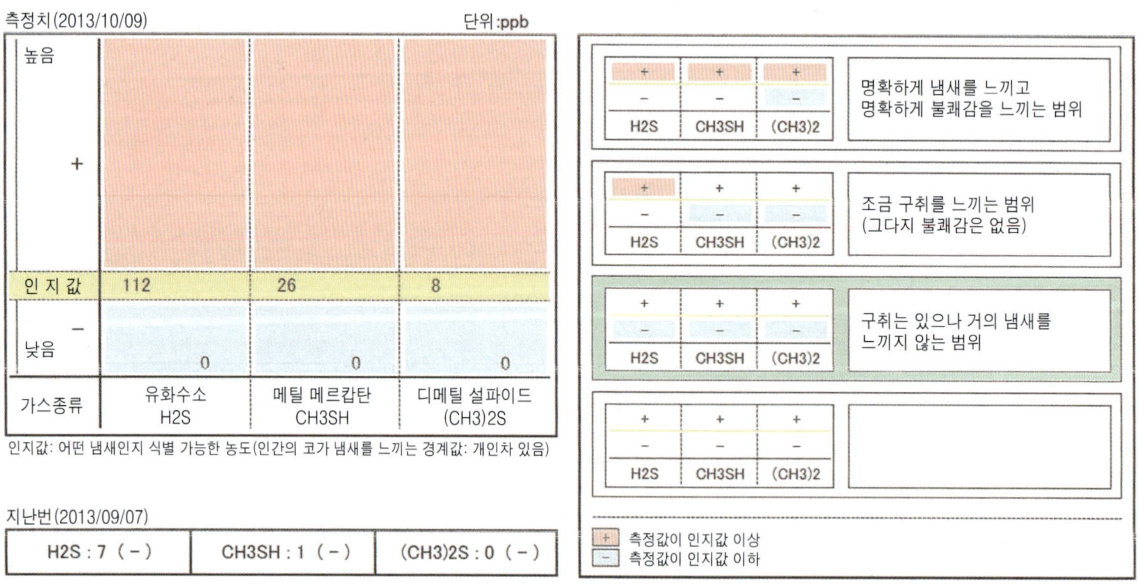

그림 10. 치주기본치료 후의 가스크로마토그래프 검사.

【증례 6】 항생물질을 사용하지 않고도 균질 개선이 나타난 환자

야마와키 사야카

- **초진:** 2015년 6월 12일
- **환자:** 40세, 여성, 비흡연자
- **주요 증상(환자의 희망):** 치아우식 치료와 자가관리 방법을 알고 싶음. 예방을 포함한 관리를 받고자 함
- **전신의 질환·건강상태:** 전신질환 없음. 건강상태 양호
- **전신의 치료력, 복용 중인 약제:** 없음
- **구강의 질환·건강상태:** 1년 전에 다른 병원에서 #16의 복합레진 수복을 시행하였으나 이탈하였음. PPD는 깊지 않으나 치태 조절의 향상이 필요하고 치은에 발적·종창이 보임
- **구강 치료 이력:** #11은 10대 경에 전도하여 발치하였으며, #11, ⑫, ⑬의 연장 브릿지가 되어 있음. 상하 대구치부에 처치 치아 있음
- **초진 시 검사:** 초진 시(2015년 6월 12일) 구강 내시경(그림 1), 파노라마 X선사진 검사(그림 2)를 시행하여, 치과적 일반 확인·검사로서 치주조직 정밀검사(BOP, PCR)(그림 3), 타액검사, 세균검사(치아우식 레이더 차트 및 실시간 PCR)(그림 4, 5)를 실시
- **진단·치료 방침:** 좌우, 상하 구치부 인접면에는 파노라마 X선사진으로도 확인될 정도로 치은연하 치석의 침착이 확인됨. 골흡수 수준은 경도~중등도이며, 향후는 치주질환이 진행될 가능성 있음. 주요 증상인 치아우식 치료는 교합면의 CR 이탈 때문에 2회째 내원 시에 처치를 하기로 하였음

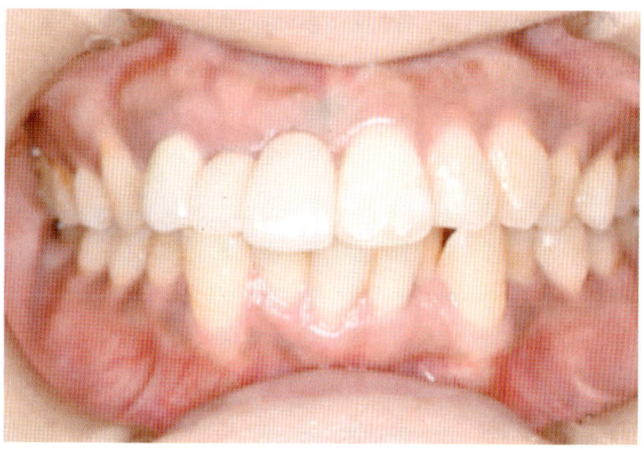

그림 1. 초진 시의 구강 내 사진.

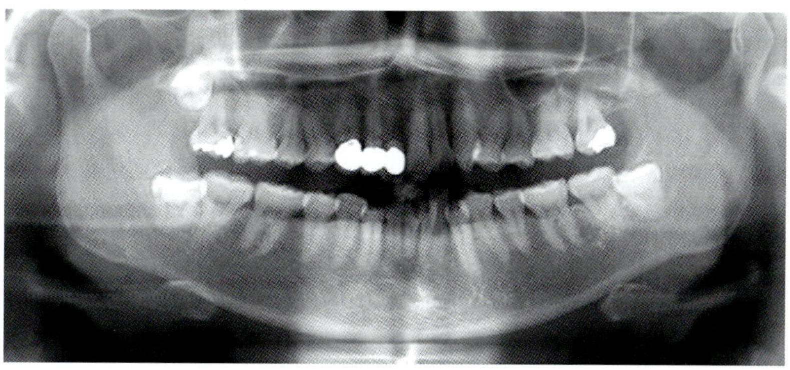

그림 2. 초진 시의 파노라마 X선사진.

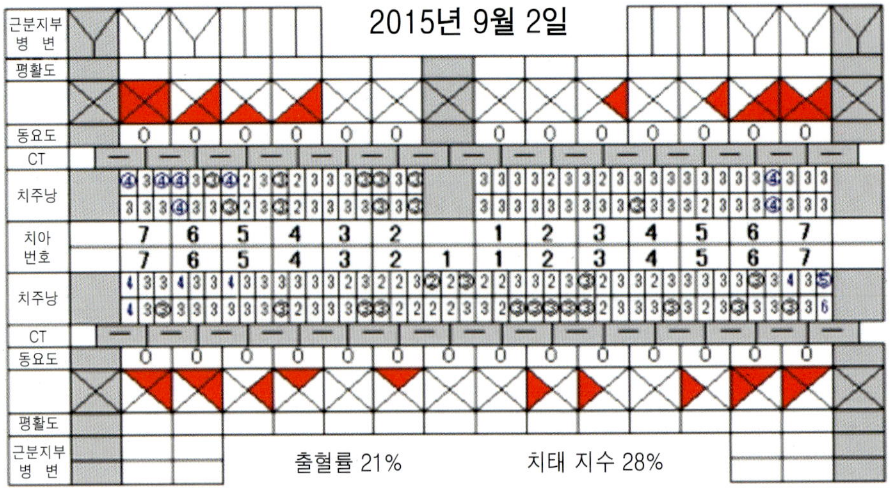

그림 3. 프로바이오틱스 개시 시의 치주조직 정밀검사.

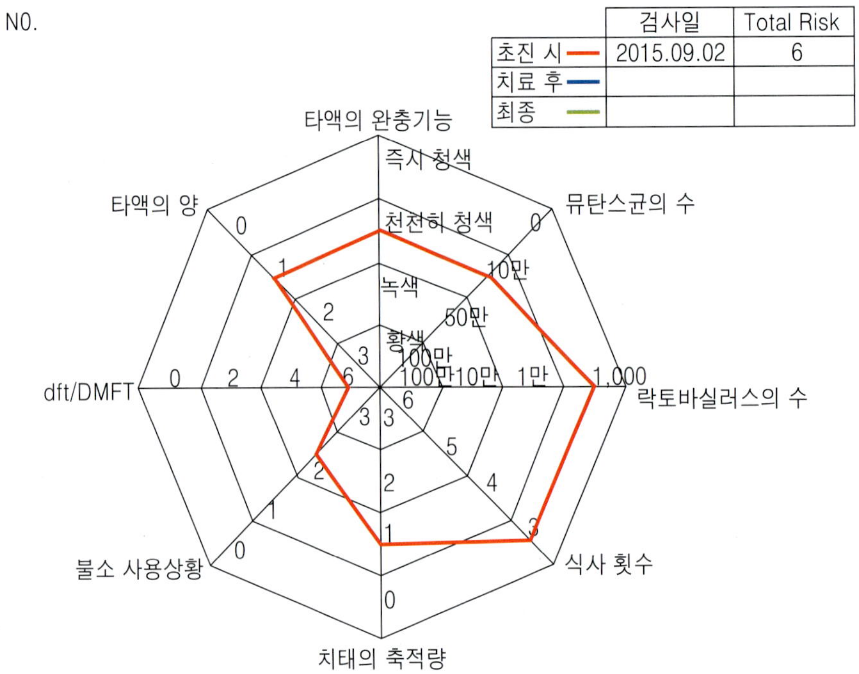

그림 4. 프로바이오틱스 개시 시의 레이더 차트.

항목	기준치	2015/9/8	2015/10/20
*P.g*균	1,000 이하(Copies)	0	0
*T.d*균	1,000 이하(Copies)	23	0
*T.f*균	1,000 이하(Copies)	640	71
Red complex	3,000 이하(Copies)	663	71
*A.a*균	0(Copies)	0	0
*F.n*균	1,000 이하(Copies)	4,417	2,766

그림 5. 실시간 PCR에 의한 검사결과.

【처치 및 경과】

- 2015년 7월 6일, #14, 16 CR 충전
- 2015년 9월 2일, 치주기본치료검사, 실시간 PCR 검사의 결과 설명 및 타액검사 결과 설명, 프로바이오틱스 테라피에 대해서 설명, 도입
- 2015년 9월 16일, 구강 처치 시행
- 2015년 10월 28일, 치주기본치료 후 검사(재평가), 위상차현미경 검사, 실시간 PCR 검사, 치주조직검사
- 2015년 11월 11일, 치주기본치료 후 검사결과 설명, 실시간 PCR 검사 결과 설명

【증례 해설】

1. 환자의 위험에 맞춘 최적의 치료를 제안

환자의 주요 증상은 1년 전에 다른 병원에서 치료한 부위의 이탈로 치아우식 치료였다. 파노라마 X선사진상으로는 구치부에 골흡수가 시작되어 있고 치은연하 치석의 침착도 확인되었다. 치아우식 부위의 처치와 함께 위상차현미경으로 균총을 확인한 결과, 나선상균과 운동성간균 등이 보여 세균 활동성이 높은 것이 확인되었다.

치은연하 치석의 침착을 확인하여 치주질환 치료도 필요하며, 위상차현미경으로 본 것만으로는 투약도 고려되었다. 하지만 당시 39세로 자가면역력이 아직 높은 연령인 것과 치아우식의 치료경험을 고려하고 향후의 치근면 치아우식 위험을 생각하여 THP의 치료를 제안하였다.

초진 상담 청취에서 연령적으로 치료를 하여 끝내는 것이 아니라 향후의 관리도 원하고 있음을 확인하였다.

2. 설명 및 동의를 중요시한 위험검사

THP로의 치료를 진행하는 것으로 되어 치아우식 위험의 파악을 하기 위해 타액검사를 실시하였다. 치주질환 위험 파악을 위해 치주조직 정밀검사, PCR, 실시간 PCR 검사를 하였다.

실시간 PCR 검사 결과(그림 5)에서 red complex 수치가 663으로 소량이었기에 항생물질의 투여는 불필요하다고 생각하였다. 타액검사 결과(그림 4)도 전체 위험이 6으로 낮았기 때문에 실시간 PCR 검사 결과와 함께 프로덴티스®를 사용한 세균요법으로 구강환경 개선을 꾀하였다.

항생물질의 투여가 없으므로 균혈증의 위험을 회피하기 위해서 SRP의 실시 전에는 반드시 THP 워터로 치주낭 내의 세정을 시행하고 초음파 스케일러를 사용할 때에도 THP 워터를 사용하여 치은연하 치석의 제거를 진행하였다. 내원 시에는 전치부의 청결방법과 치간부의 관리에 대해서도 이야기하고 자가관리 필요성을 전달하였다.

시술 시에는 PMTC를 시행하여 바이오필름을 제거하고 3DS의 효과도 발휘되도록 하였다.

PMTC를 시행한 후에는 환자 자신도 치아면의 매끈매끈함을 실감하여 동기 유발이 올라간 것으로 보였다.

3. 항생물질을 사용하지 않고도 균질 개선이 가능해졌다.

치주기본치료 후(그림 6)의 재평가 시에 위상차현미경으로 균총을 확인한 결과, 명백하게 세균 활동성이 저하된 것을 확인하였다.

치주조직 정밀검사에서는 PPD도 3mm 이하가 되고, BOP도 안정되었다(그림 7). 하지만 하악 양측에 매복

사랑니가 있어 #37, 47의 PPD는 깊었다. 실시간 PCR 검사 결과를 보면 red complex 수치도 664에서 71까지 감소하였다. Red complex 수치는 80% 감소한 것이다.

Fusobacterium(*F. nucleatum*) 수도 4,417에서 2,766으로 감소했다. F. *nucleatum* 수는 37.4% 감소했다.

이 환자뿐만 아니라 다른 환자에게도 항생물질의 사용 없이 프로덴티스®와 THP 워터의 병용시술로 치주질환 관련 세균의 감소가 확인되고 있다.

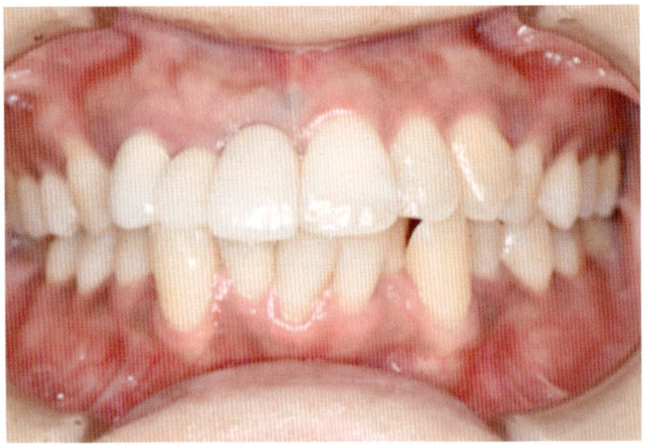

그림 6. 치료종료 시의 구강 내 사진.

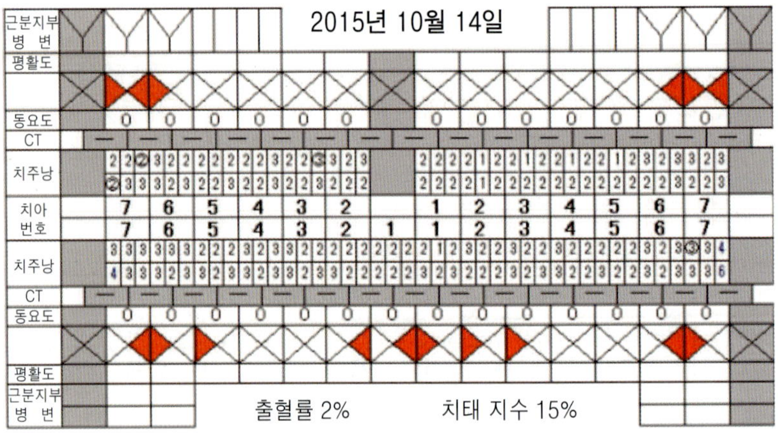

그림 7. 치주기본치료 후의 치주조직 정밀검사표.

4. '조금 더, 조금 더' 하는 욕심이 생기다.

내원의 계기는 환자의 딸이 교정치료로 내원하고 있었기 때문이다. 본인도 하악 전치부에 총생이 있어 THP를 진행하는 동안 자신도 교정치료를 원하고 있다고 말하였다. 치열이 개선되어 자가관리를 하기 쉽게 되어 THP의 결과를 양호한 상태로 유지할 수 있게 된 것으로 생각된다.

【고찰】

중요한 것은 '세균 균형을 맞추는 것'

이번 THP에 세균요법을 병용하는 것으로 치주질환 관련 세균이 감소하는 것을 확인하였기 때문에 유익균과 유해균의 세균 균형을 맞추어 면역력을 높임으로써 약물에 의지하지 않는 치주질환 치료의 가능성을 느꼈다. 20~30대와 치주질환 관련세균의 재감염 위험이 높은 연령에 있어서도 항생물질에 의존하지 않고 프로덴티스®의 사용으로 구강내·체내의 세균 균형을 갖추고 자가관리와 중성에 가까우나 균을 죽이는 멸균수를 이용하여 계속적으로 관리하여 경과를 좇아간다는 관리의 형태를 확립해 가고 싶다.

프로덴티스®는 항생물질의 사용을 피하고 싶은 임산부도 활용 가능하다. 임신기에 프로덴티스®를 섭취하면 치주질환 관련세균이 감소하고 조산과 저체중아 출산 위험이 내려갈 것이다. 치주질환 관련세균뿐만 아니라 뮤탄스균의 억제와 모유 질 개선의 보고(그림 8, 9)도 있으므로 뮤탄스균의 모자감염 위험 저하와 모유육아 중 유아로의 좋은 영향도 기대된다.

치과의원은 단골이 되면 임신기의 출산 전과 영유아부터 고령자라는 전 생애에 걸친 관리가 가능한 환경이다. 치과질환의 예방·개선에 인체 유래의 유익균인 *L.*루테리균이 포함된 세균요법은 모든 세대에 있어서 안전하게 활용 가능한 방법이 아닐까.

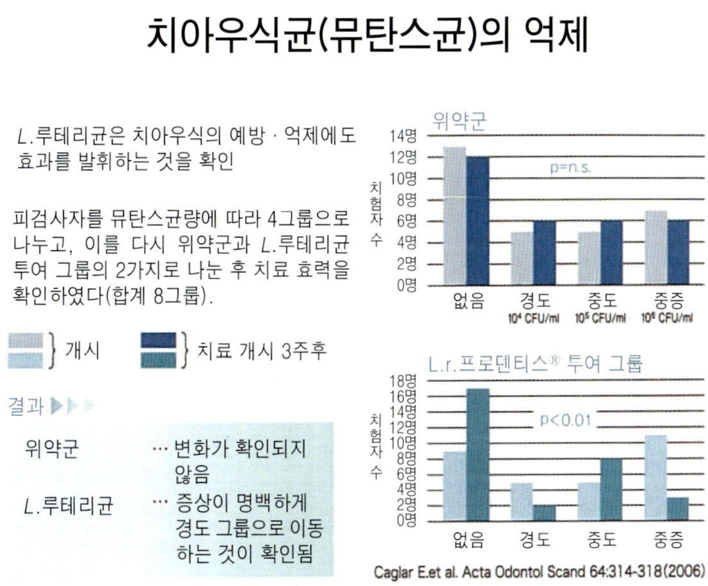

그림 8. 프로덴티스®에 의한 뮤탄스균의 억제. (바이오가이아사 자료에서)

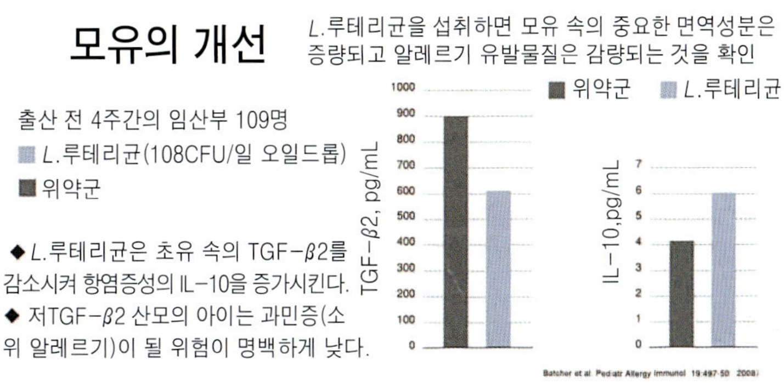

그림 9. 프로덴티스®에 의한 모유의 개선. (바이오가이아사 자료에서)

【증례 7】 어금니가 계속 붓고 고름이 나오는 환자

하세가와 타카시

- **초진:** 2014년 1월 29일
- **환자:** 68세, 여성, 비흡연자
- **주요 증상(환자의 희망):** #26이 부어올라 아픔. 이번뿐만 아니라 몇 번이나 부어서 고름이 나옴
- **전신의 질환·건강상태:** 당뇨병(HbA1c: 7.2%, 당뇨치: 140), 고혈압, 고콜레스테롤혈증
- **전신의 치료력, 복용 중인 약제:** 아무로진, 리포바스, 리피톨®
- **구강의 질환·건강상태:** #26 빰쪽에 근분기부병변 있음. 구개근의 골지지는 근첨까지 상실되어 있음. PPD: 11mm, BOP 있음, 동요 있음

  #46 근심 수직성 골흡수, PPD: 7mm, BOP 있음, 빰측 분기부 병변 있음. PPD: 6mm, BOP 있음. 치은연하 치석의 침착도 확인됨. 치경부에 치태 침착도 확인됨. 전체적으로 치태 조절의 향상이 필요함
- **구강 치료 이력:** #16, 17, 25가 In, #35, (36), 37이 Br, #46이 MB
- **초진 시 검사:** 초진 시(2014년 12월 17일) 구강 내 검사(그림 1), X선사진 검사(그림 2)를 시행하였다. 전체에 수평성 골흡수가 확인됨. #26, 46은 근분기부병변을 동반한 골흡수가 보임. 치과적 일반검사, 타액검사, 위상차현미경으로 세균검사, 가스크로마토그래프를 실시(그림 3, 4)
- **진단·치료 방침:** 전악적으로 초등에서 중증의 치주질환으로 진단. 또한 교합성 외상이 의심됨

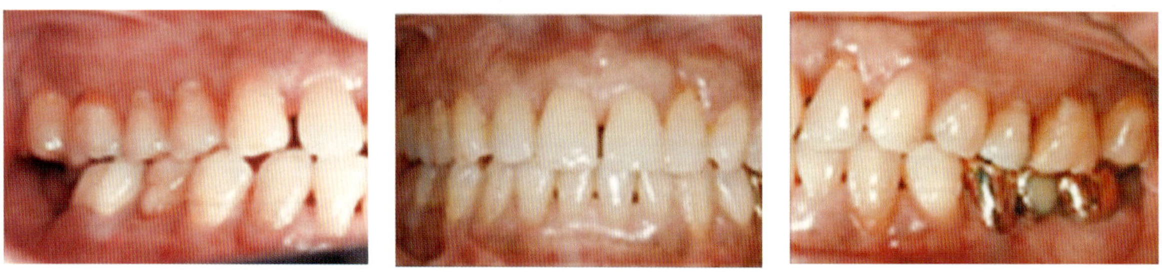

그림 1. 초진 시의 구강 내 사진.

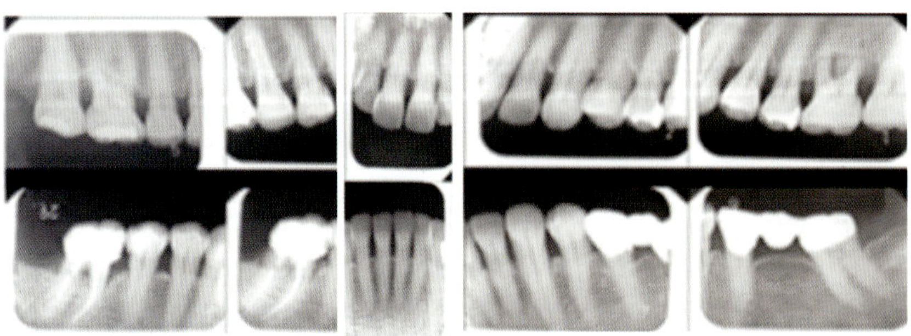

그림 2. 초진 시의 X선사진.

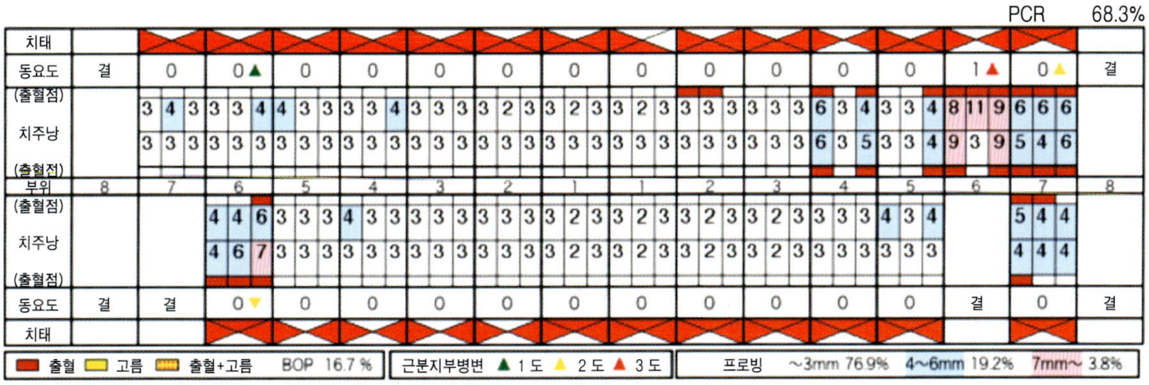

그림 3. 초진 시의 치주조직 정밀검사표.

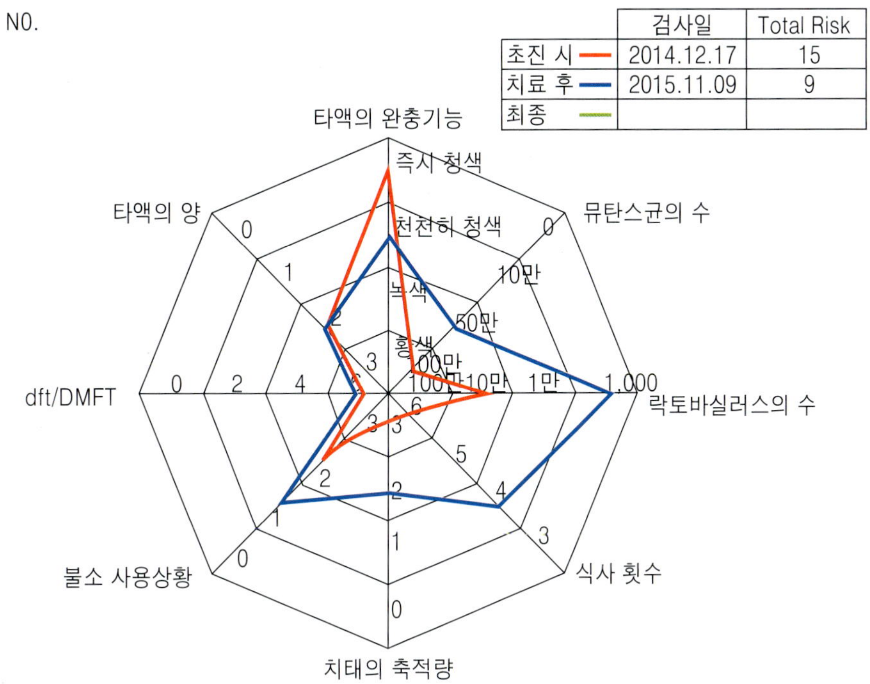

그림 4. 초진 시와 초기 치주치료 후의 타액검사.

【처치 및 경과】

- 2015년 1월 5일. 구강 처치를 시행하고, 프로바이오틱스 테라피에 대해서 설명, 도입
- 2015년 1월 9일. 타액 검사결과 설명
- 2015년 1월 26일. 치주기본치료
- 2015년 2월 21일. 치주기본치료 후 검사(재평가)(그림 5), 위상차현미경 검사, 타액검사, 치주조직검사(그림 6), 가스크로마토그래프 실시

주요 증상인 #26은 다른 병원에 통원했을 때에도 부어오름과 통증이 계속되어 발치해야 한다는 말을 들었으니 최대한 치아를 남기고 싶다는 생각이 강하여 보존을 희망하였다. 또한 되도록 외과적 수술도 피하고 싶

다고 하여 #26은 연명치라는 것을 다시 설명하고 납득한 후에 THP를 실시하게 되었다.

우선 치아우식 위험파악을 위해 타액검사를 실시하였다. 식사 횟수는 6회, 내과 주치의로부터 식사지도를 받고 있으며 당분이 많은 것을 좋아하는 듯하였다. 위상차현미경으로 균총을 확인하였는데 운동성간균과 사상균, 캔디다균 등이 보여 세균 활동성이 높음을 확인하였다.

당뇨병(DM) 경향이 있어 원래라면 균혈증 위험을 회피하기 위해 항생물질의 투여가 필요하다고 생각되나 프로바이오틱스 도입 예에서는 최대한 항생물질은 사용하지 않도록 하고 있다. 화학요법에서는 약제의 작용으로 상주균을 포함한 총균수를 한 번에 줄여버리기 때문이다. 또한 내성균의 생산도 고려하지 않으면 안 된다. 목표는 총균수를 변화시키는 일 없이 균종의 비율을 바꾸어 질환이 일어나기 어려운 상태까지 조절하는 것이다. 거기에서 유효하게 이용 가능한 것이 프로바이오틱스이다. 프로바이오틱스는 천연의 항생물질로 불리고 있으나 다른 균을 전멸시키는 것이 아니라 균총을 조정하여 효과를 올리는 것이다.

거기에서 본 증례도 프로덴티스®를 사용한 세균요법으로서의 구강 내 환경 개선을 꾀하였다. SRP시술 전에 마우스제트(그림 7)로 THP 워터로 세정하고 초음파 스케일러로 시술할 때에도 THP 워터를 사용하여 치은연하 치석의 제거를 진행하였다. THP 워터는 국소의 살균뿐 아니라 조직의 재생을 촉진하는 효과를 발휘한다.

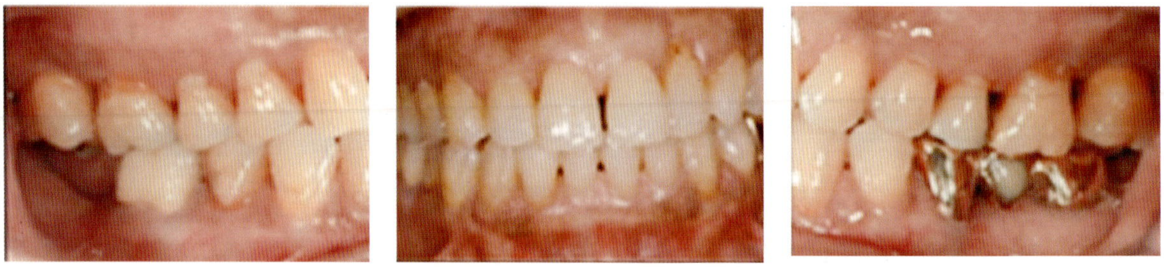

그림 5. 초기 치주치료 후의 구강 내 사진.

PCR 17.3%

치태																
동요도	결	0	0▲	0	0	0	0	0	0	0	0	0	0	0▲	0▲	결
치주낭 (출혈점)		3 3 3	3 3 3	3 3 3	3 2 3	3 2 3	2 2 2	2 2 2	2 2 2	2 2 2	3 2 3	4 2 3	3 2 3	3 6 3	3 4 3	
		3 3 3	3 3 3	3 3 3	3 3 3	3 3 3	2 2 2	2 2 2	2 2 2	3 2 3	3 3 3	5 3 3	3 3 3	8 3 3	3 3 4	
부위	8	7	6	5	4	3	2	1	1	2	3	4	5	6	7	8
치주낭 (출혈점)			3 3 4	3 2 2	3 3 3	2 2 2	2 2 2	2 2 2	2 2 2	2 2 2	2 2 2	3 3 3	3 3 3		4 3 3	
			4 5 6	3 2 2	3 2 2	2 2 2	2 2 2	2 2 3	3 2 2	2 2 2	2 2 2	3 2 3	3 2 3		3 3 4	
동요도	결	결	0▼	0	0	0	0	0	0	0	0	0	0	결	0	결
치태																

출혈 / 고름 / 출혈+고름 BOP 5.8 % | 근분지부병변 ▲1 도 ▲2 도 ▲3 도 | 프로빙 ~3mm 92.3% 4~6mm 7.1% 7mm~ 0.6%

그림 6. 초기 치주치료 후의 치주조직 정밀검사표.

내원할 때에는 매번 TBI를 시행하고 치태 관리의 향상을 꾀하였다. 또한 시술 시에 PMTC를 함으로써 바이오필름을 제거하고 3DS의 효과도 발휘하도록 하였다. 시술 기간 중 프로덴티스®를 복용하도록 하였다.

치주기본치료 후의 재평가 시에 위상차현미경으로 균총을 확인한 결과, 명백하게 세균 활동성이 저하된 것이 확인되었다. 치주조직검사에서는 대부분에 있어서 PPD는 2~3mm이고 BOP도 안정되었다. #26과 #36의 근분기부병변이 남아있는 상태지만 관리를 계속해 가는 것으로 골 재생을 기대하고 싶다. 또한 #26의 동요도 없어졌다.

시술 전·중·후에 내과에서 HbA1c의 값을 조사해 본 결과, 시술 전: 7.2%, 시술 중: 6.8%, 시술 후: 6.6%로 서서히 내려가고 있다. 치주치료와의 관련성은 불명확하나 다른 증례를 보아도 개선 경향이 있는 증례가 발견되고 있다. 이 건에 관해서는 아직 임상 자료가 필요하다.

이 환자와 같이 당뇨병에 이환되면 면역력의 저하에 의해 세균에 감염되기 쉽고 타액량도 감소하고 자정작용이 저하하는 경향이 있다. THP에 세균요법을 병용하여 치주질환 관련세균이 효과적으로 감소한 것으로 느껴진다. 구강 내와 체내의 세균 균형을 바꾸어 전신의 증상개선으로 유도한다고 가정하면 당뇨병뿐 아니라 여러 가지 질환을 가지고 있는 환자에게 활용할 수 있을 것이다.

프로바이오틱스의 양분이 되는 섬유질 식품과 발효성 식품을 환자에게 추천하는 것도 중요하다. 혈당치의 개선이 정체되어 있었으나 개선된 것으로 보아 환자의 동기 유발이 올라간 듯하다. *L.*루테리균과 프로덴티스®의 상세는 제2장에 상세하게 기술하였으므로 생략하지만 본래 사람이 가진 미생물총의 균형을 재구축한다는 치료법은 앞으로의 치과를 둘러싼 흐름이 되었고 앞으로 여러 가지 임상결과가 나올 것이 기대된다.

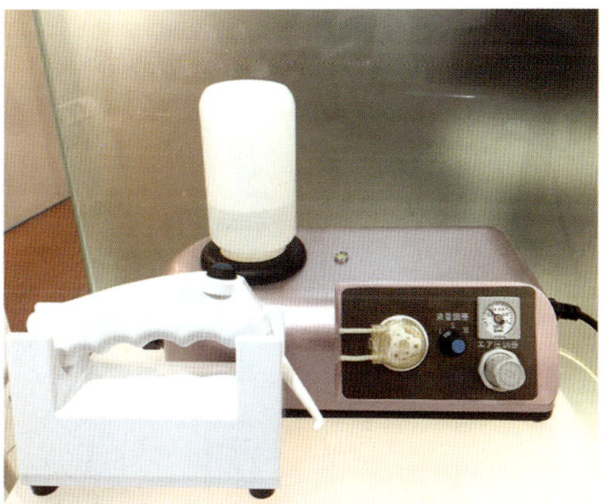

그림 7. 마우스제트. 멸균수를 구강 내에 분사하는 장치.

【증례 8】 교합통이 있고 가끔 잇몸이 붓는 환자

사카이 요시에

- 초진: 2012년 6월 11일
- 환자: 56세, 남성, 흡연자(1일 20개비, 20세~현재)
- 주요 증상(환자의 희망): #17, 37에 교합통 있음, 때때로 치경이 부풂
- 전신의 질환·건강상태: 고혈압(140mmHg/90mmHg)
- 전신의 치료력, 복용 중인 약제: 강압제
- 구강의 질환·건강상태: 2012년, 2013년 내원 시에 CR처치 및 전악 SRP
- 초진 시 검사: 초진 시(2015년 7월 27일) 구강 내 확인(그림 1), 파노라마 X선사진 검사(그림 2), 치과적 일반 확인·검사(치아우식, 치주조직검사)(그림 3, 4), 타액검사·세균검사(CRT, 위상차현미경 검사)(그림 5, 8 참조)를 실시
- 진단·치료 방침: #17, 23, 37, 43, 47, 48, EXT 수준. #11, 12, 21, 25, 26, 31~36, 41, 42, 44~46은 어느 것도 오래 가지 않음. 2012년 시의 X선사진과 비교하여, 현저하게 치주질환의 진행이 보임. 전악적으로 경도~중증의 치주질환으로 진단. PPD, BOP에 비하여 동요도는 0~1이기 때문에 THP(제균치료) 및 프로바이오틱스에 의한 위험 개선을 꾀함과 동시에 구강 내 환경을 갖추는 것으로 발치의 회피를 꾀함

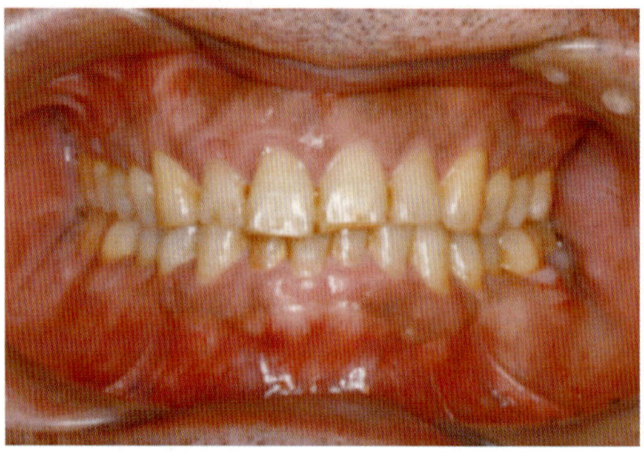

그림 1. 초진 시의 구강 내 사진.

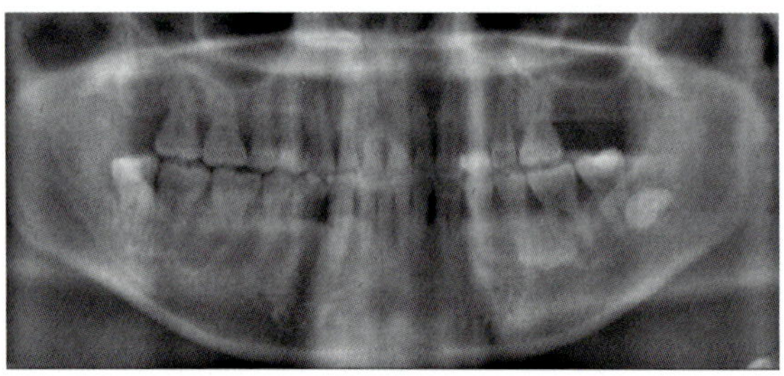

그림 2. 초진 시의 파노라마 X선사진.

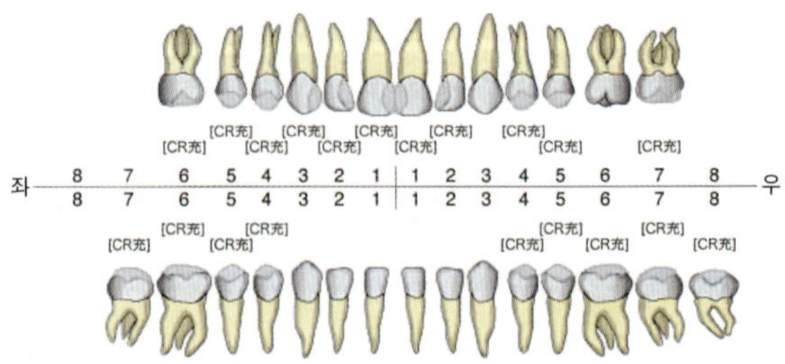

그림 3. 초진 시 치아우식은 보이지 않음.

치주정밀검사표 환자명 카르테 NO. 검사일 2015.08.24 PCR 42.9%

부위	8	7	6	5	4	3	2	1	1	2	3	4	5	6	7	8
치태																
동요도	결	1	0	0	0	0	1	1	1	0	0	0	1	0	결	결
치주낭		6 5 5	6 3 5	5 2 4	3 2 4	5 3 5	6 4 5	6 2 6	6 2 4	4 2 6	5 2 6	5 2 3	3 2 5	5 4 5		
치주낭		6 12 6	5 5 7	5 4 4	5 3 5	8 4 6	6 4 4	5 6 5	6 3 3	3 3 6	6 5 8	8 4 5	5 4 6	5 7 5		
부위	8	7	6	5	4	3	2	1	1	2	3	4	5	6	7	8
치주낭	6 5 6	6 8 4	4 3 8	4 3 3	3 2 5	8 4 4	3 2 3	3 2 3	3 2 2	2 2 3	4 2 4	7 2 4	4 4 5	4 10 6	5 4 10	
치주낭	6 6 8	8 4 4	4 3 7	4 2 4	4 3 6	8 3 4	4 2 4	4 2 4	3 2 3	3 4 6	3 4 4	5 2 4	4 2 5	5 10 5	4 6 10	
동요도	0	0	0	0	0	0	0	0	0	0	0	0	0	1	0	결
치태																

출혈 고름 출혈+고름 BOP73.8% | 근분지부병변 ▲1도 ▲2도 ▲3도 | 프로빙 ~3mm 29.8% 4~6mm 59.5% 7mm~ 10.7%

그림 4. 초진 시의 치주조직 정밀검사표.

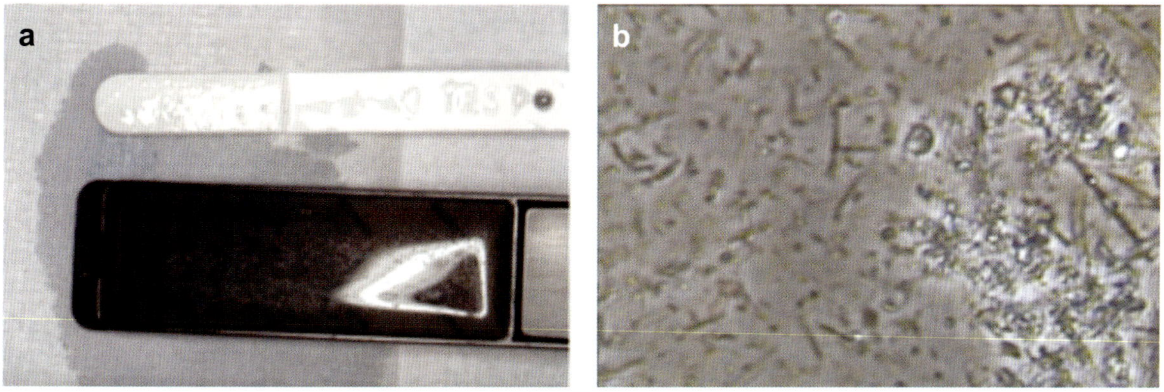

그림 5. 초진 시의 타액검사. a: 뮤탄스균과 락토바실러스균의 양, b: 위상차현미경 사진.

【처치 및 경과】

- 2015년 8월 5일. 진단결과 및 치료방침 설명, 치주기본치료(제균)와 프로바이오틱스 테라피에 대해서 설명, 도입
- 2015년 8월 17일. 치주기본치료 개시(8월 25일, 31일, 9월 10일, 14일, 24일, 28일 처치)
- 2015년 8월 25일. 프로바이오틱스(프로덴티스® 로젠지 타입) 처방, 28일간(1일 1정)
- 2015년 9월 24일. 프로바이오틱스(프로덴티스® 껌 타입) 처방, 28일간(1일 1개)
- 2015년 10월 22일. 치주질환 기본치료 후 검사(재평가)(그림 6, 7: 치주조직검사)
- 2015년 10월 23일. CRT 재검사(그림 8, 9: 타액검사, 위상차현미경 검사)

환자는 고등학교 교원이라 내원 시는 8월 한 달(여름방학 기간) 내에 치료를 완료하기를 바랐다. 2013년 내원 시에도 여름방학 종료와 함께 내원이 끊겼다.

잔존치 28개 중 20개에 CR 충전하였고 양치질 시 잔존물이 남기 쉬웠다. THP 9회 코스를 설명하고 치료는 9월까지 걸리는 것과 그 후 관리가 필요함을 설명하고 이해를 얻었다.

담배 개수를 1일 20개비에서 10개비로 줄이도록 부탁하였으나 15~18개까지밖에 줄이지 못하였다. 입호흡

을 하기 때문에 구강 내가 건조하기 쉽다. 의식적으로 입을 닫도록 매번 부탁했다. 하리존(항진균제) 사용을 종료한 후 바스법을 지도하고, 양치가 잘 되지 않기 때문에 끝부분과 뒤축을 사용한 양치법을 지도하고, 또한 치간 브러시를 2사이즈 사용하도록 하였다. 현재도 한 달에 한 번은 관리하러 내원하였다.

타액검사 자료에서는 PCR, 식사 횟수 모두 감소가 보이나, SM균에 대해서는 상승이 보인다. 프로바이오틱스의 사용과 동시에 자일리톨 껌도 씹고 있으므로 비감수성균에 이행하여 산생성은 적을 것이라 생각된다.

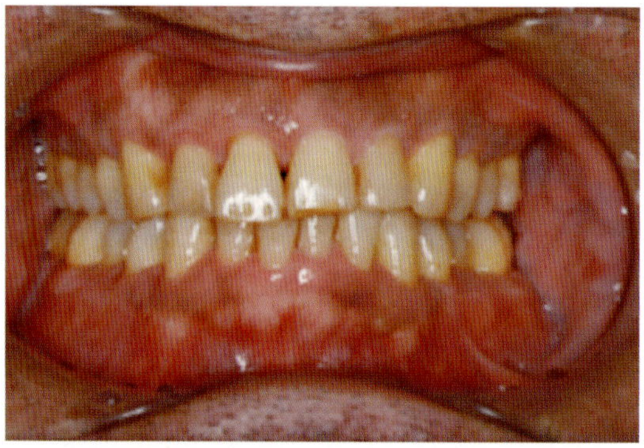

그림 6. 초기 치주치료 후의 구강 내 사진.

치주정밀검사표 환자명 카르테 NO. 검사일 2015.10.22 PCR 25.0%

치태																
동요도	결	1	0	0	0	0	0	1	1	0	0	0	0	0	결	결
(출혈점) 치주낭		4 5 3	3 2 3	3 2 2	3 2 2	2 2 2	4 2 3	3 2 3	3 2 2	2 2 3	2 2 3	3 2 3	3 2 3	2 3 3		
치주낭 (출혈점)		6 6 6	4 4 5	4 2 3	3 2 3	4 2 3	5 2 3	3 2 3	4 3 2	2 3 3	3 3 5	3 3 4	4 3 4	3 3 3		
부위	8	7	6	5	4	3	2	1	1	2	3	4	5	6	7	8
(출혈점) 치주낭	6 4 6	6 6 4	4 3 4	3 2 3	3 2 3	4 2 3	3 2 3	3 2 2	2 2 2	2 2 3	3 2 3	3 2 3	3 2 4	3 5 6	4 4 8	
치주낭 (출혈점)	6 3 5	7 3 4	3 3 5	3 2 2	3 2 3	6 2 3	3 2 2	3 2 2	2 2 2	2 2 6	2 2 3	3 2 3	2 2 3	4 6 4	3 4 8	
동요도	0	0	0	0	0	0	0	0	0	0	0	0	0	1	0	결
치태																

출혈 / 고름 / 출혈+고름 BOP 6.5% | 근분지부병변 ▲1도 ▲2도 ▲3도 | 프로빙 ~3mm 73.8% 4~6mm 24.4% 7mm~ 1.8%

그림 7. 초기 치주치료 후의 치주조직 정밀검사표.

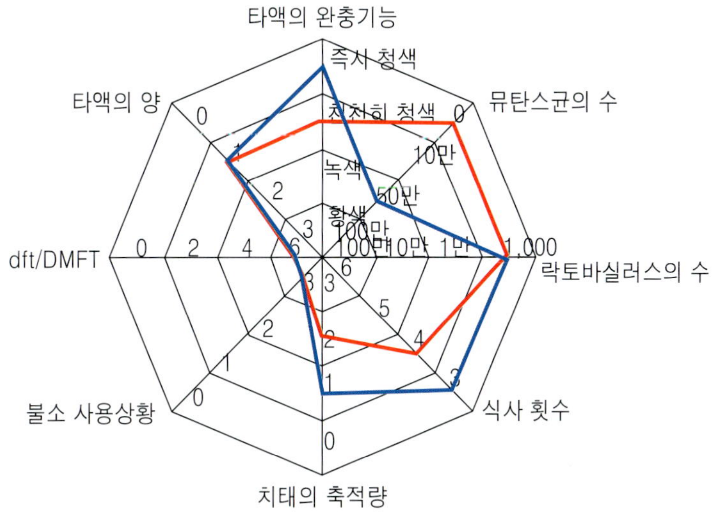

그림 8. 초진 시(적)와 기본치료 후(청)의 타액검사 레이더 차트.

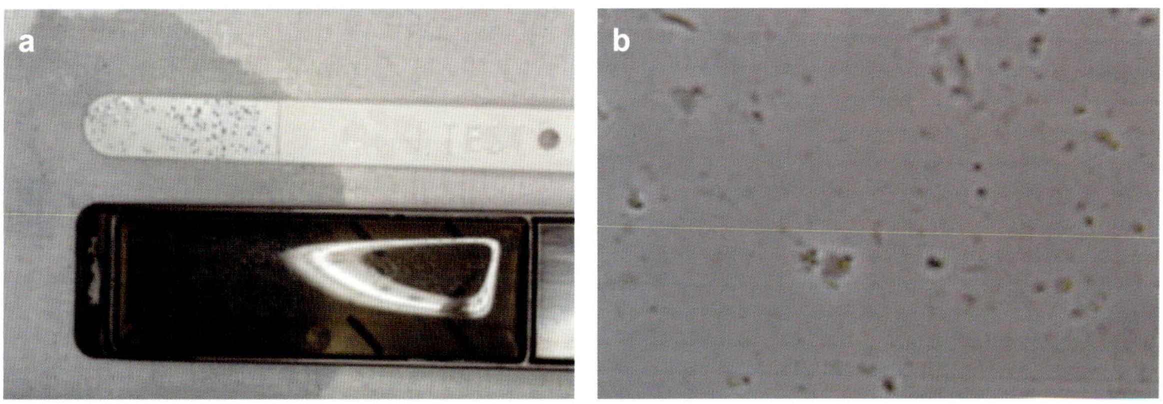

그림 9. 3개월 후의 타액검사. a: 뮤탄스균과 락토바실러스균 모두 감소, b: 위상차현미경 사진.

【증례 9】 수복물 파절로 내원, 2차 치아우식이 다수 있는 환자

사카이 요시에

- **초진:** 2015년 7월 10일
- **환자:** 46세, 여성, 흡연자
- **주요 증상(환자의 희망):** #48 CR 파절
- **전신의 질환·건강상태:** 꽃가루 알레르기
- **전신의 치료력, 복용 중인 약제:** 특이사항 없음
- **구강의 질환·건강상태:** 2차 치아우식 다수, 전치부에 경도~중도의 치주질환, 구치부에 경도~중도, 일부에 중증의 치주질환이 각각 보임
- **구강치료 이력:** 기억하기 어려울 정도로 오래 전에 전악적으로 우식치료를 시술받았고, 그 이후 치과에 통원한 적 없음. 치석제거도 그때 받고, 그대로 두었음
- **초진 시 검사:** 초진 시(2015년 7월 10일) 구강 내 확인(그림 1), 파노라마 X선사진 검사(그림 2), 치과적 일반 확인·검사(치아우식, 치주조직검사)(그림 3, 4), 타액검사·세균검사(위상차현미경 검사)(그림 5, 6)를 실시
- **진단·치료 방침:** #17, 48과 교합하고 있으므로, 우식치료를 하여 보존. #18, 38에 원심부 치아우식, 골흡수가 일어나고 있으므로 발치 이외에는 전악적으로 우식치료가 필요하나, 치아우식 위험이 높고 치주질환도 진행되고 있으므로 THP(제균치료) 및 프로바이오틱스에 의한 위험 개선을 꾀하며 우식치료를 시행함

【처치 및 경과】

- 2015년 7월 13일. 진단결과 및 치료방침 설명, 치주기본치료(제균)와 프로바이오틱스 테라피에 대해 설명, 도입
- 2015년 7월 17일. 치주기본치료 개시(7월 21일, 23일, 24일, 27일 SRP 실시)
- 2015년 7월 21일. 프로바이오틱스(프로덴티스® 로젠지 타입) 처방. 14일간(1일 2정)
- 2015년 7월 31일부터 우식치료 개시. #18, 38을 발치, 이외 CR 처치. 셀렉
- 2015년 8월 10일. 치주기본치료 후 검사(재평가)(그림 7, 8: 치주조직 검사)프로바이오틱스(프로덴티스® 껌®) 사용 개시. 2개월간 지속(1일 1개)
- 2015년 10월 13일. 재타액검사·세균검사(그림 9, 10 타액검사, 위상차현미경 검사)

#48, 이탈부를 1년 방치하였다. 지난번 치료에서 시행한 것이 언제인지 기억하고 있지 않았다. 여기저기 결손되었으나 자각증상이 없으므로 치아우식의 진행이 보인다.

또한 치주질환에 관해서는 지금까지 인식이 없고 치주질환 관리의 치약 광고도 남의 일 보듯이 생각하고 있었다. 진단결과를 기초로 하여 전체적으로 치료를 하고 싶다고 희망하였다. 치은이 내려옴에 따라서 이물이 끼기 쉬워졌으므로 치간브러시 사용을 지도하였다.

2015년 11월 7일, 마지막 치아우식 치료가 끝났고 같은 해 11월 10일부터 관리로 이행하였다.

뮤탄스균, 락토바실러스균 모두 CRT 재검사에서도 위험 1이기 때문에 관리 이행 후에도 프로바이오틱스(프로덴티스®) 1상자를 매번 처방하였다. 또한 PCR이 좀처럼 떨어지지 않아 관리 시 치간 브러시의 방법과 사이즈를 확인하였다.

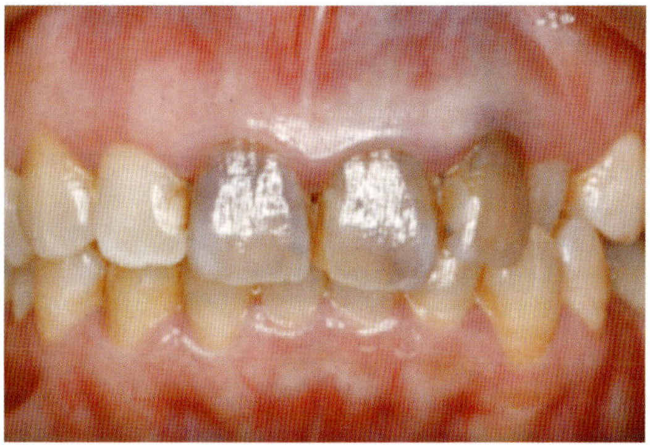

그림 1. 초진 시의 구강 내 사진.

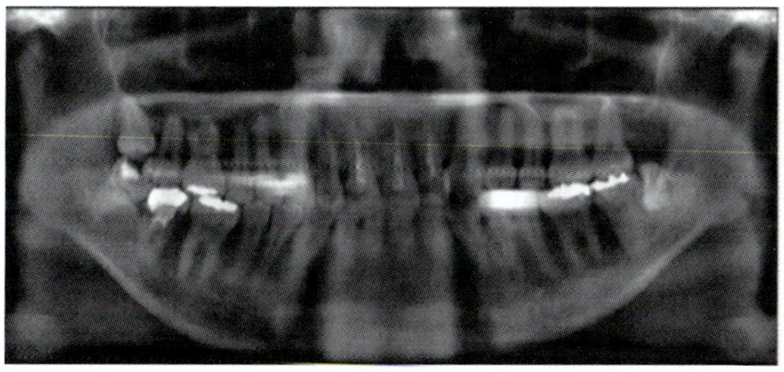

그림 2. 초진 시의 파노라마 X선사진.

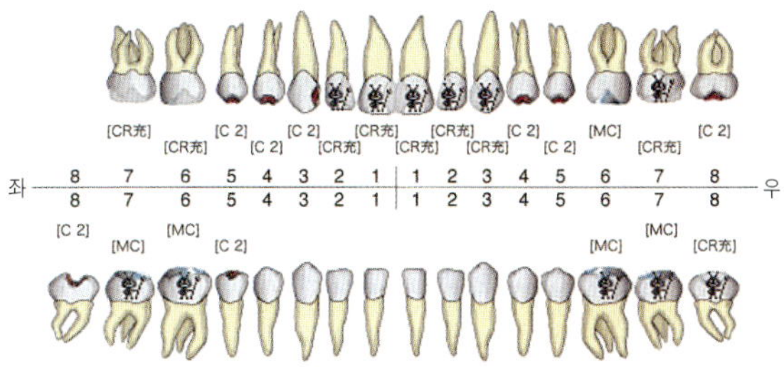

그림 3. 초진 시의 치아우식 상태.

치주정밀검사표 환자명 카르테 NO. 검사일 2015.07.17 PCR 55.6%

치태																
동요도	0	1	1	1	0	0	0	1	1	1	0	1	1	0	1	결
(출혈점) 치주낭	6 6 8	7 5 4	5 2 4	5 2 5	4 2 5	5 2 4	4 2 4	4 2 3	4 2 4	5 3 5	3 3 4	5 2 5	5 3 5	5 3 8	6 4 4	
치주낭 (출혈점)	6 6 10	8 4 6	6 4 5	5 3 6	5 2 6	5 3 5	5 3 5	5 2 4	4 3 4	5 3 5	5 3 4	4 3 4	4 3 4	4 3 5	5 4 5	
부위	8	7	6	5	4	3	2	1	1	2	3	4	5	6	7	8
(출혈점) 치주낭	5 4 7	7 3 5	6 3 5	5 3 5	6 3 4	4 2 4	4 2 3	3 2 4	3 3 3	3 2 4	3 2 4	4 3 5	5 3 7	5 4 6	4 4 7	5 6 7
치주낭 (출혈점)	6 3 6	4 3 5	5 4 5	5 2 4	5 2 5	4 2 6	4 2 3	3 2 4	4 2 4	4 3 4	4 2 5	4 2 3	3 2 5	4 2 5	5 4 7	6 4 6
동요도	1	1	1	0	1	0	0	1	1	0	0	1	0	1	1	0
치태																

출혈 고름 출혈+고름 BOP85.5% | 근분지부병변 ▲1도 ▲2도 ▲3도 | 프로빙 ~3mm 32.3% 4~6mm 61.8% 7mm~ 5.9%

그림 4. 초진 시 치주조직 정밀검사표.

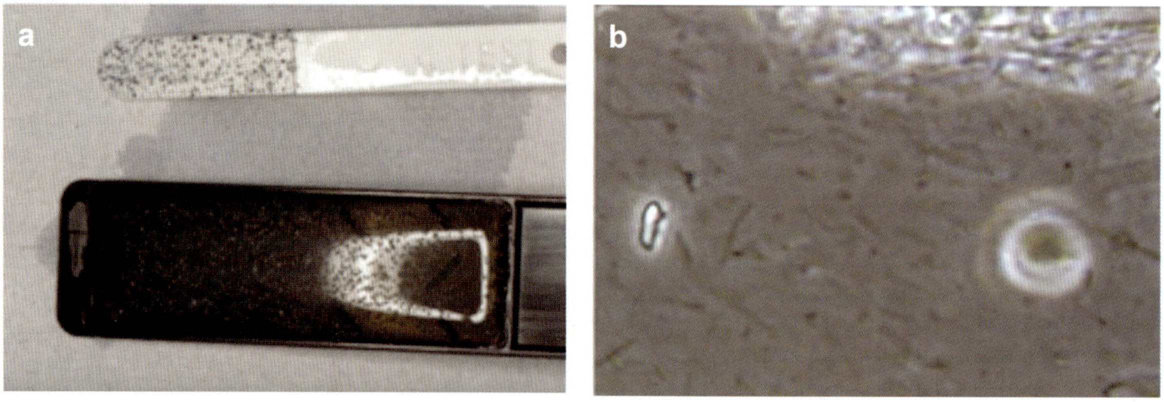

그림 5. 초진 시의 타액검사. a: 뮤탄스균과 락토바실러스균의 양 모두 많음, b: 위상차현미경 사진.

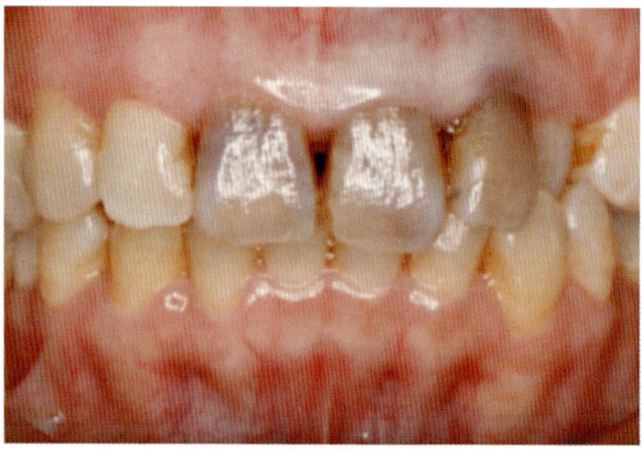

그림 6. 치주기본치료 후의 구강 내 사진.

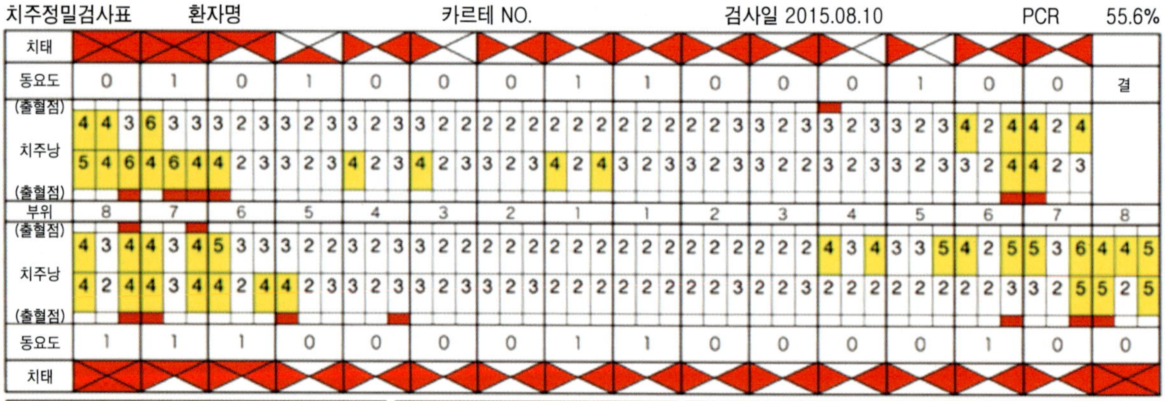

치주정밀검사표 환자명 카르테 NO. 검사일 2015.08.10 PCR 55.6%

부위	8	7	6	5	4	3	2	1	1	2	3	4	5	6	7	8
동요도	0	1	0	1	0	0	0	1	1	0	0	0	1	0	0	결
치주낭	4 4 3	6 3 3	3 2 3	3 2 3	3 2 3	3 2 2	2 2 2	2 2 2	2 2 2	2 2 3	3 2 3	3 2 3	3 2 3	4 2 4	4 2 4	
치주낭	5 4 6	4 6 4	4 2 3	3 2 3	4 2 3	4 2 3	3 2 3	4 2 4	3 2 3	3 2 3	3 2 2	3 2 3	3 2 3	3 2 4	4 2 3	
부위	8	7	6	5	4	3	2	1	1	2	3	4	5	6	7	8
치주낭	4 3 4	4 3 4	5 3 3	3 2 2	3 2 3	3 2 2	2 2 2	2 2 2	2 2 2	2 2 2	2 2 2	4 3 4	3 3 5	4 2 5	5 3 6	4 4 5
치주낭	4 2 4	4 3 4	4 2 4	4 2 3	3 2 3	3 2 3	3 2 3	2 2 2	2 2 2	2 2 3	2 2 3	2 2 2	2 2 2	2 2 3	3 2 5	5 2 5
동요도	1	1	1	0	0	0	0	1	1	0	0	0	0	1	0	0

출혈 고름 출혈+고름 BOP 8.6 % | 근분지부병변 ▲1 도 ▲2 도 ▲3 도 | 프로빙 ~3mm 75.8% 4~6mm 24.2% 7mm~ 0.0%

그림 7. 치주기본치료 후의 치주조직 정밀검사표.

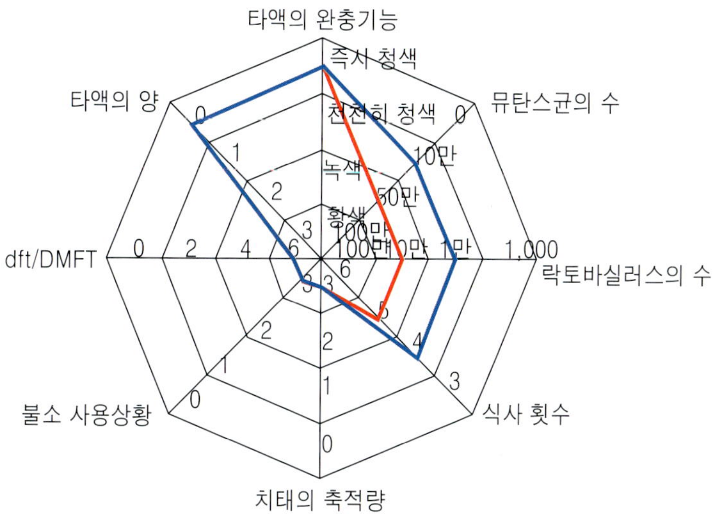

그림 8. 초진 시(적)과 기본치료 후(청)의 타액검사 레이더 차트.

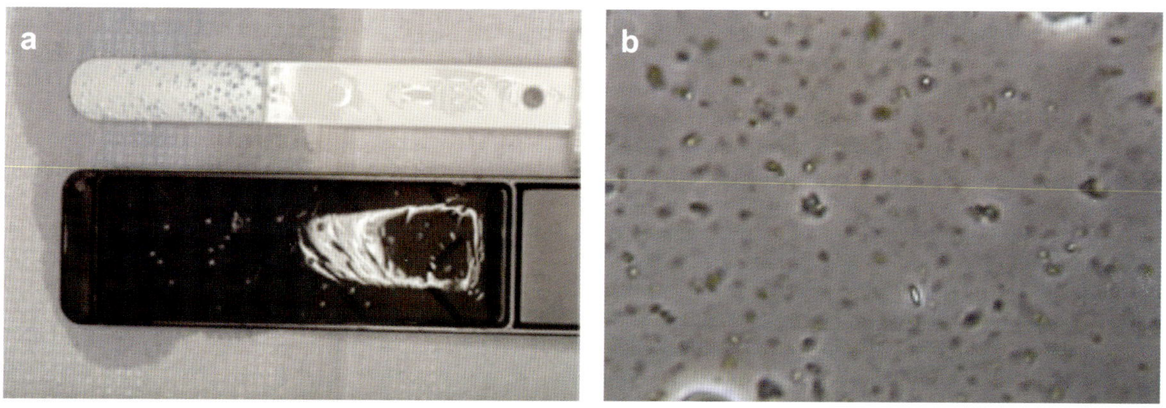

그림 9. 3개월 후의 타액검사. **a:** 뮤탄스균과 락토바실러스균 모두 감소. **b:** 위상차현미경 사진.

【증례 10】 과민성 대장증후군(IBS) 치료 희망 환자

코지마 쓰네노부·요시노 준코

- **초진:** 2015년 11월 12일
- **환자:** 18세, 남성
- **주요 증상(환자의 희망):** 1년 정도 전부터 방귀가 계속되고 설사가 반복되어 근처 병원에서 과민성 대장증후군(IBS)로 진단 받음. 일상생활에 지장이 생기므로 개선하고 싶음
- **전신의 질환·건강상태:** 알레르기성 비염(하우스 더스트)
- **복용 중인 약제:** 건장제®(2회/일), 미야BM®(3회/일), 케메이가신산S®(2회/일)
- **구강 상태:** 구강청결 불량, 이갈이 심함
- **진단·치료방침:** 과민성 대장증후군(IBS)에 추가로 역류성 식도염이 발병하였다고 진단하였음. CT 영상에서 약간의 지방간 경향이 있으나 이는 경과관찰하기로 함. 강한 이갈이는 스트레스와 역류성 식도염의 쌍방 유래로 진단하여 란소프라졸(타케프론®)을 처방하고 나이트가드를 제작하기로 하였음. 프로바이오틱스의 병용으로 장내 환경 개선을 꾀하기로 하고 이와 병행하여 생활습관의 개선 지도를 실시함
- **초진 시 검사:** 구강 내 사진(그림 1-1), 파노라마 X선사진(그림 2), 복부 CT사진(그림 3-1) 장내 미생물총 검사 결과(그림 4-1), 뇌파검사(그림 5-1)

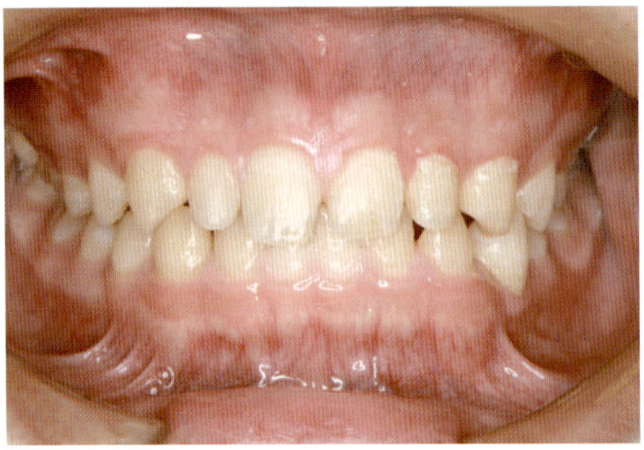

그림 1-1. 초진 시의 구강 내 사진.

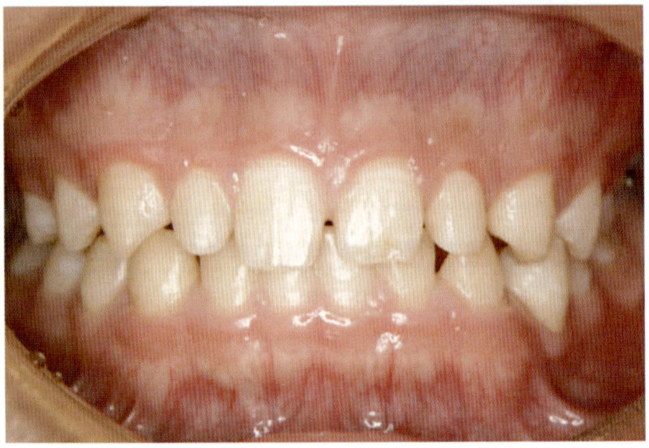

그림 1-2. 프로바이오틱스 복용 3개월 후 구강 내 사진. 치은의 발적, 종창은 개선됨(특히 #21~23의 치관유두부는 현저).

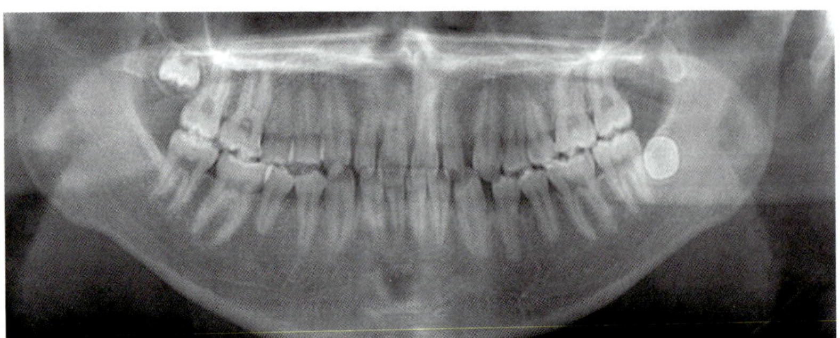

그림 2. 초진 시의 파노라마 X선사진.

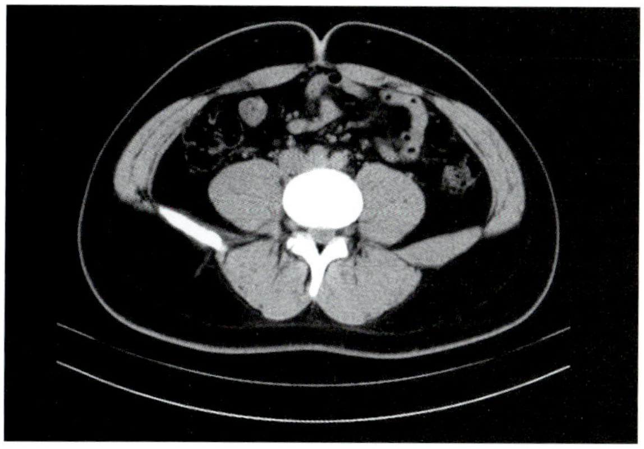

그림 3-1. 초진 시 복부 CT 영상. 장벽이 명료하지 않고 부종 모양을 드러내고 있으며 장관내도 수분으로 차있는(수양변) 부분이 많음.

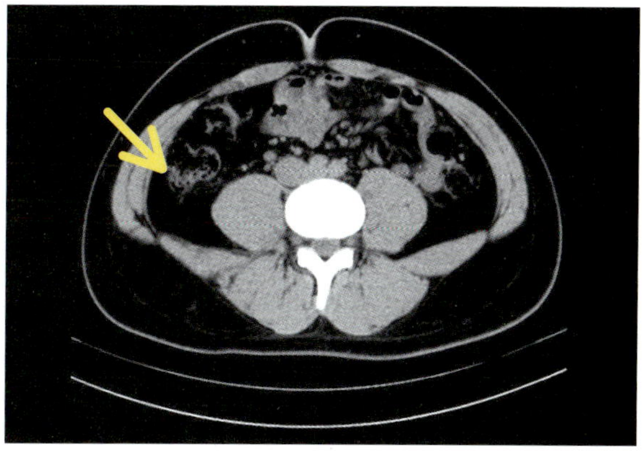

그림 3-2. 프로바이오틱스 섭취 개시 2개월 후의 복부 CT 영상. 특히 화살표 주변이 정상 변 상태를 나타냄.

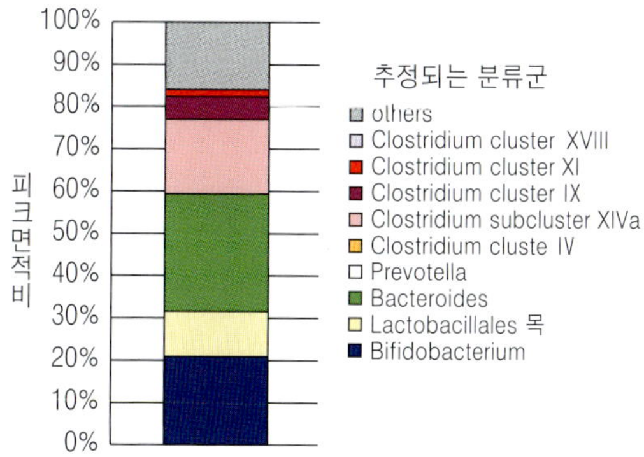

그림 4-1. 초진 시 장내 미생물총. 유익균의 비율은 높으나 유해균도 많음. 중간균 비율이 적음.

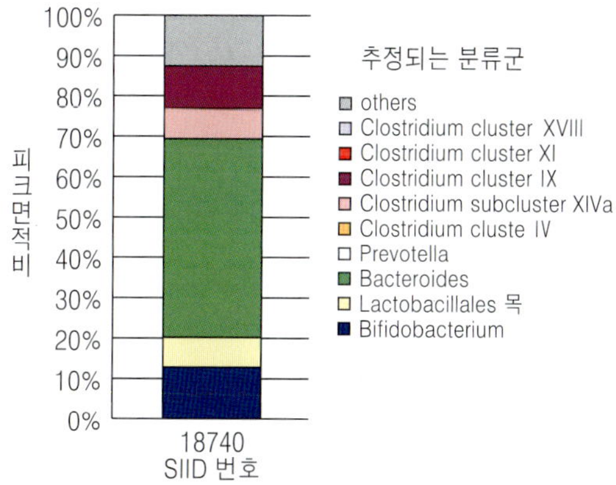

그림 4-2. 초진 시와 비교하여 유해균이 감소하고(방귀나 변의 냄새가 개선된 이유), 유익균과 중간균의 균형이 개선되었음.

【환자의 문제점】

환자는 방귀가 계속 나오는 것을 부끄러워하여 그 공포심 때문에 대중교통을 이용할 수 없어 학교에는 모친의 차로 등교하고 있었다. 약 3년 전에 부친이 뇌경색으로 쓰러져 누워있는 상태가 된 이후 모친과 단둘이 생활하고 있으나, 가계를 지탱할 모친에게는 매일 자녀를 학교로 바래다주는 것이 큰 스트레스가 되어 있고 무심코 아들에게 심하게 대하게 되었다고 한다. 환자는 부친이 쓰러진 것에 대한 쇼크가 크고 그 일이 스트레스라고 느끼고 있었다. 모친과 단둘이 생활함에 따른 과간섭 경향에 대해서도 강한 스트레스를 느끼고 있는 듯했다. 온화한 성격이지만 학교도 그만두어 친구 관계도 희박했다. 집에 틀어박혀 게임만 하고 있었다. 학교의 교사는 환자의 상태를 이해해주고 있으며 추천으로 대학 진학도 결정되었으므로 새로운 생활이 시작되기 전까지 어떻게든 장 상태를 개선하고 싶다고 강하게 바라고 있었다. 모친으로부터 환자의 취침 중의 이갈이가 심하고 잠버릇이 극단적으로 나쁘다는 이야기도 있었다.

【처치 및 경과】

환자는 멀리 편도 5시간이나 걸려 모친의 차로 통원하고 있으며, 자주 내원하는 것이 곤란하므로 내과의사와 치과의사가 연계하여 문진은 반드시 내과의사, 치과의사, 간호사가 함께 시행하여 환자 정보를 바로 공유하고 한 번의 내원으로 가능한 한 많은 검사와 처치가 이루어지도록 배려하였다.

- 1회째: 2015년 11월 12일. 문진, 내과의사에 의한 복부 촉진, 에코검사, 복부 CT검사, 일반혈액검사, 장내 미생물총 검사, 스트레스 체크를 위한 뇌파검사(그림 5-1), 란소프란졸·한방약제를 사용하였다. 치과의사에 의한 치과적 일반검사·확인, 스터디모델·나이트가드 인상채득, 구강위생 지도를 시행하였다. 프로바이오틱스를 처방(프로덴티스® 로젠지 1일 3T, 프로덴티스® 드롭 1일 1회 5방울 섭취, 장내 미생물총 검사 종료 후부터 섭취 개시하도록 설명)하였다.
- 2회째: 2015년 11월 26일. 환자는 프로바이오틱스 섭취에 따른 변화는 별로 느끼지 못하였기 때문에 프로덴티스® 로젠지의 섭취량을 2배(1일 6T)로 변경하였다. 계속하여 란소프란졸과 한방약제를 처방하였다.
- 3회째: 2015년 12월 28일. 장 상태가 조금이지만 좋아져 간다고 하였다. 단, 방귀가 멈추지 않는 것은 개선되지 않았다고 말했다. 눈에 보이는 큰 변화가 없기 때문에 환자 자신은 약간 불안감이 있으므로 프로바이오틱스는 효과 발현까지 시간이 걸리는 경향이 있다고 설명하고 운동부족을 해소하기 위해 워킹을 일과에 넣도록 생활습관 개선을 지도하였다. 치과의사가 나이트가드를 조정하여 야간에 장착 개시하도록 지시하여 블랙잉크를 도포하였다. 계속하여 란소프플라졸과 한방약을 처방하였다. 장내 미생물총검사 결과 유익균의 양은 충분하므로(그림 4-1) 프로바이오틱스 처방은 반으로 줄였다(프로덴티스® 로젠지 1일 3T, 드롭 없음).

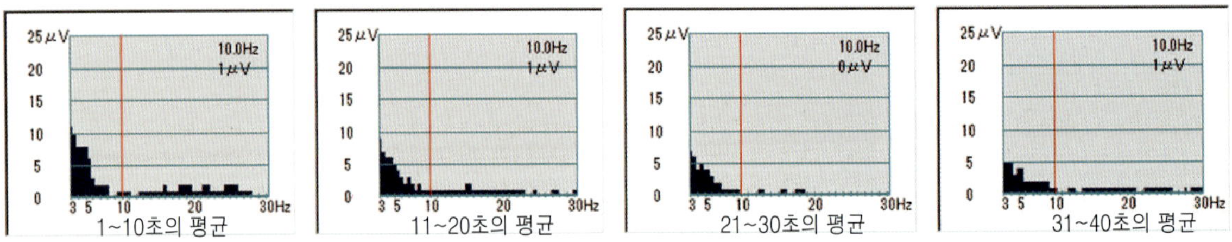

그림 5-1. 초진 시 뇌파검사 영상.
10Hz 전후로 산형의 피크가 확인되는 파형을 나타내는 것이 α파(릴랙스 상태를 나타냄)가 나오고 있는 상태를 표시하나, 이 상태는 α파는 전혀 나오지 않는 상태임. 검사를 개시하여 시간이 경과하면 잠이 와 θ파 등이 우세해짐.

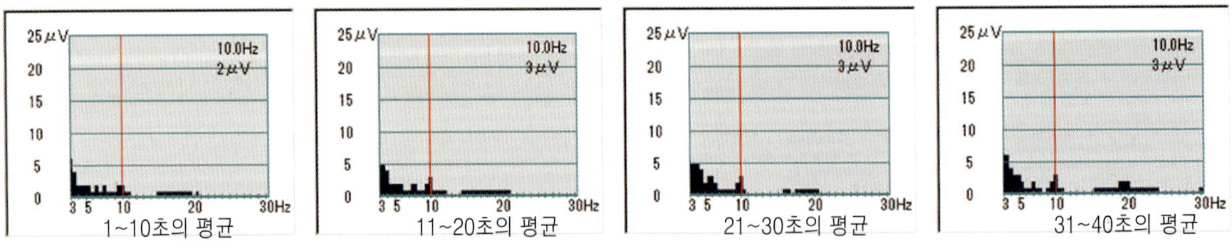

그림 5-2. 치료 후 뇌파검사 영상.
10Hz 전후로 약하지만 산형의 피크 파형을 나타냄(α파가 나오고 있음). 초진 시와 비교하여 릴랙스하고 있음. 즉, 스트레스가 경감하였음을 나타냄.

- 4회째: 2016년 1월 28일. 환자가 아프거나 설사를 하거나 하는 것은 없어졌으나 방귀가 멈추지 않는 것은 개선되지 않았다. 단, 모친은 이전에 비해서 대변의 냄새가 없어졌고 옆에서 방귀를 뀌어도 그렇게 냄새가 느껴지지 않으며, 무엇보다 아들이 밝아져 이전에는 언제나 기분이 나쁜 듯하여 말 걸기가 어려웠으나 지금은 아들이 먼저 말을 걸어오거나 적극적으로 모친을 도우려 하여 기뻐하고 있었다. 환자 자신도 진료 중에도 웃게 되었다. 경과를 보기 위해 2회째의 복부 CT검사, 일반혈액검사, 장내 미생물총 검사를 진행하였다. 치과의사가 나이트가드 조정을 시행하였다. 나이트가드의 블랙잉크의 벗겨진 모양을 보면 이갈이는 아직 심하다고 생각된다(그림 6-1). 모친의 얘기로는 나이트가드를 장착하고 자는 것이 잠버릇에 좋은 듯하다고 하였다. 숨이 막히거나 기침을 하거나 위 상태가 나쁘다고 느끼는 일도 줄어들었다고 하므로 란소프란졸의 처방은 멈추고 한방약제만을 처방하였고 프로바이오틱스의 처방은 계속하여 프로덴티스® 1일 3T로 하였다. CT 영상에서는 지방간의 개선, 수양변 부분이 감소하여 대장의 정상화가 확인되었다(그림 3-2).
- 5회째: 2016년 3월 8일. 방귀가 멈추지 않는 것도 없어져 장 상태도 개선되었다는 자각증상이 있었다. 장내 미생물총 검사에서도 유해균이 줄고 유익균·중간균·유해균의 균형이 이상적으로 되어 있었다(그림 4-2). 지난번 란소프라졸의 복용을 중지하였으나 이갈이 상태도 약간이지만 개선된 경향이 있고(그림 6-2) 나이트가드를 장착하고 있는 것이 편하다는 자각증상도 생겼다. 멘탈 면의 개선을 측정하기 위해 뇌파검사를 진행하였다(그림 5-2). 4월부터 대학생이 되면 되도록 대중교통으로 모친의 동행 없이 다니고 싶다는 희망을 말하게 되었다.

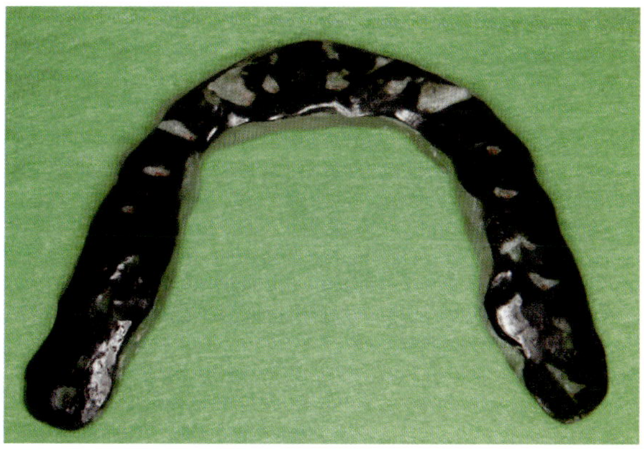

그림 6-1. 나이트가드 전치부(측히 견치부)의 가이드가 강함.

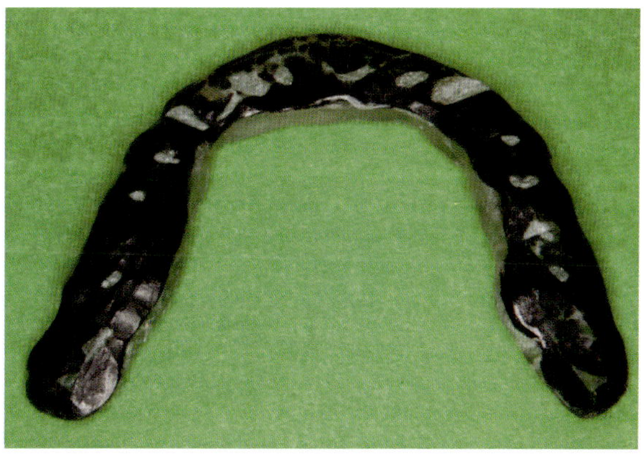

그림 6-2. 나이트가드(란소프라졸 복용중지 후, 그림 6에서 1개월 후).

【증례 해설】

이 증례는 치과와 내과가 연대하여 프로바이오틱스 테라피를 시행한 것으로, 과민성 대장증후군(IBS)의 증상과 멘탈 면이 크게 개선되고(그림 5-2), 멘탈 면이 개선됨에 따라 이갈이가 감소하여, 프로덴티스®의 항염증 효과에 의해 구강 내 환경의 개선(그림 1-2), 가족을 포함한 대인관계의 개선, 생활습관의 개선에 연결된 것이 큰 특징이다.

Column 7

장내 환경의 가족성에 대하여

장내 미생물총의 가족 근사성을 나타내는 검사 자료가 있으므로 소개하고자 한다.

그림 1, 2는 모두 어느 가족 전원에게 장내 미생물총 검사를 시행한 결과이다. 이 2개의 그림을 보고 말할 수 있는 것은 '장내 미생물총은 가족 간에 닮아있는 경향이 있다'는 것이다.

그림 1에서는 장남과 차남, 부부 간의 미생물총이 닮아있다. 또한 가족 전원이 청색의 *Bifidobacterium*, 황색의 *Lactobacillales*를 합친, 즉 '유익균'이 수 %밖에 존재하지 않는다는 공통점이 있다.

그림 2에서는 거의 가족 전원의 장내 미생물총이 닮아있으나 특히 부친과 아들이 닮아있다.

인간의 신체는 음식물로 인해 만들어져 있으므로 거의 매일 같은 것을 먹고 있는 가족 간에 장내 미생물총이 닮아있는 것은 당연한 결과라 할 것이다. 그 지점에서 그림 1의 가족에게 식생활에 대해 문진한 결과, 표에 있는 것 같은 문제점이 보였다.

표. 그림 1의 가족의 식생활 문제

- 모친이 유제품을 먹지 못해 치즈나 요구르트 등을 거의 섭취하지 못하고 식탁에도 올리지 않음
- 낫토와 된장 등의 발효식품 섭취 빈도가 적음
- 부부가 맞벌이를 하여 외식이나 조리된 반찬을 이용하는 일이 많음
- 저녁식사 시간이 늦음
- 아침은 먹지 않음

그림 1의 가족은 유익균의 양분[1]이 되는 식재의 섭취가 적고, 생활 스타일 자체가 불규칙하여 그 스트레스에 의해 장내 환경의 균형이 무너지기 쉽다. 또한 부친이 치주질환균의 보균자(발병은 하지 않음)인 것도 판명되었다.

그림 2의 가족에는 식생활과 생활스타일에 문제가 있고, 구강 내 환경에 문제는 없었으나 가족 중에 유익균이 적은 모친은 변비 경향이 있고 장남은 소아산통의 치료력이 있다.

장내세균은 출산 시에 모친으로부터 자식에게 전파되어 장착함이 알려져 있다.[2] 아직 젊은 가족(그림 2)은 향후에 둘째, 셋째가 생길 가능성도 높으므로 저체중아 출산의 위험 회피 등을 목적으로,[3] 그림 1의 가족은 치주질환 발병의 위험 회피 및 장내 환경의 개선을 목적으로 하여 프로바이오틱스를 섭취하는 것은 유효한 수단으로 생각된다.

그리고 프로바이오틱스로 개선된 구강 내 환경과 장내 환경을 유지해 가기 위해서는 장내 환경에 가족성이 있을 가능성이 높다는 것에서 알 수 있듯이 식생활 개선 지도가 큰 열쇠를 쥐고 있다고 생각된다. 따라서 향후에 치과의사, 내과의사, 영양사, 상담사 등이 연계한 포괄의료가 중요해질 것이다.

(요시노 준코)

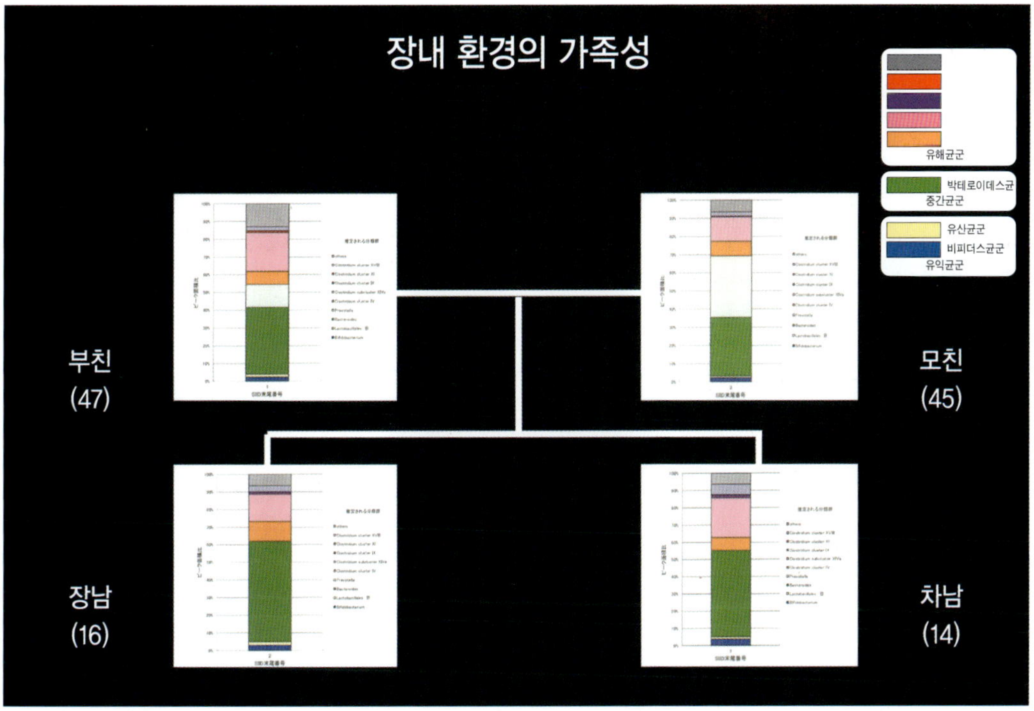

그림 1. 장내 환경의 가족성①.

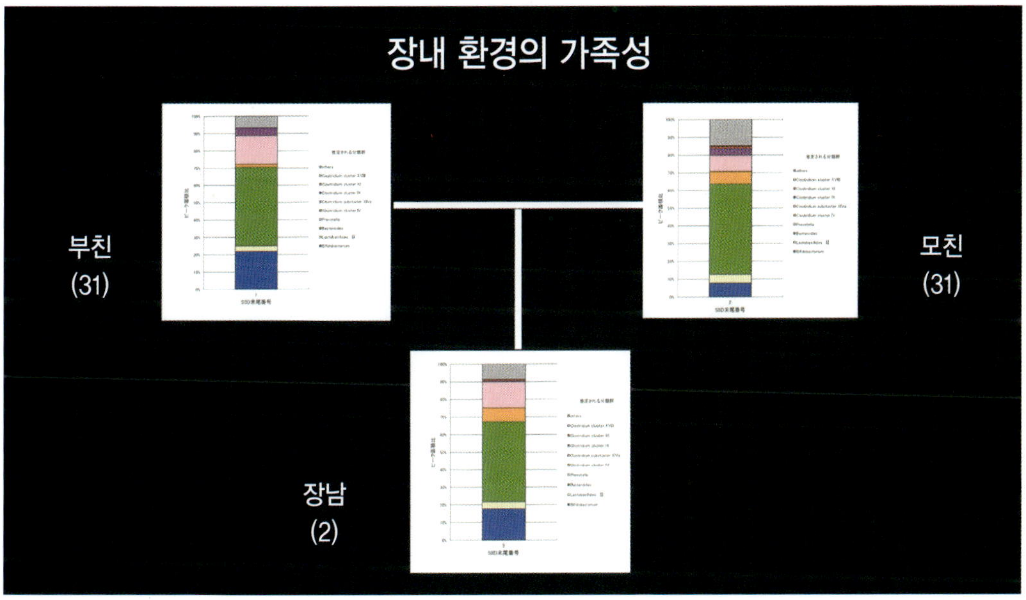

그림 2. 장내 환경의 가족성②.

【참고문헌】

1） 藤田紘一郎：病気の9割を防ぐ腸の健康レシピ．マガジンハウス，2013；東京．
2） 光岡知足：腸内細菌の話．岩波新書，1978；黄版：58．
3） Offenbacher S,Katz V, *et al*：Periodontal infection as a possible risk factor for preterm low birth weight.J Periodontal. 1996 ; 67 : 1103-1113.

Column 8

프로바이오틱스 임상의 미래

기존의 배양법에 의한 해석에서 최근의 RNA유전자 학술해석법의 도입에 의해 장내세균의 연구는 한 단계 높은 눈부신 진보가 보인다. 그 결과 장내세균 이상상태와 관계된 질환이 많이 인정되고 장내세균을 표적으로 하는 치료법의 개발이 활발하게 진행되었다.

비만인의 장내 미생물총의 이상 변화와 대장을 비롯한 소화기암의 발생, 발병에 관여하는 장내세균의 동정 등의 보고가 보이는 한편, 장관면역계의 해명에도 큰 진보가 보인다.

더욱이 난치병으로 알려진 자가면역질환, 특히 궤양성 대장염, 크론병에 대해서도 유효성이 나타나, 치료에 저항성이 있는 과민성 대장증후군과 기능성 소화장애에도 치료효과가 기대되는 한편, 알레르기성 질환, 음식물 알레르기, 치주질환, 동맥경화, 자폐증에도 접근이 진행되고 있다.

독특한 치료법으로서는 대변이식의 유효성이 밝혀지고 임상 응용이 시작되고 있고 그 성과가 기대된다.

반면 장점뿐만 아니라 단점에 대해 향후 증가할 프로바이오틱스 치료에 대한 엄격한 안전성 추구가 충분히 이루어져야 할 필요가 있고, 또한 유효성을 증명하는 증빙자료가 부족한 점이 있는 것은 향후의 과제일 것이다.

밝은 면으로서 향후 기대되는 것은 프로바이오틱스의 '건강증진면역생물'이라는 시점에서의 예방의료에 있어서의 역할이다.

장내세균의 분석검사 결과, 건강진단법을 확립하여 이상이 있다고 진단되면 미생물총의 시정을 진행하여 아래 기술한 질환의 예방에 연결시킬 필요가 있다고 생각된다.

1. 발암 위험의 억제
2. 알레르기질환의 대책
3. 고혈압, 고지혈증, 비만, 당뇨병 등의 생활습관병의 예방
4. 치주질환 예방
5. 파일로리균 등 감염증 예방
6. 치매와 우울증 대책
7. 항노화로의 응용

마지막으로 암을 비롯한 다양한 난치병에 대해서는 물론이고 일상에서 경험하는 매우 흔한 증상이나 병(원인이 충분하게 해명되었다고 말할 수 없고 대응도 확정되지 않은)에 대해서 이 프로바이오틱스가 가까운 미래에 획기적이며 혁명적 치료법으로 성장한다는 꿈의 실현을 매우 기대하며 글을 마친다.

(코지마 쓰네노부)